3인 3색 간헐적 단식 체험기
간헐적 단식?
내가 한 번 해보지!

copyright ⓒ 2019, 아놀드 홍 외
이 책은 한국경제신문 한경BP가 발행한 것으로
본사의 허락 없이 이 책의 일부 또는 전체를 복사하거나
전재하는 행위를 금합니다.

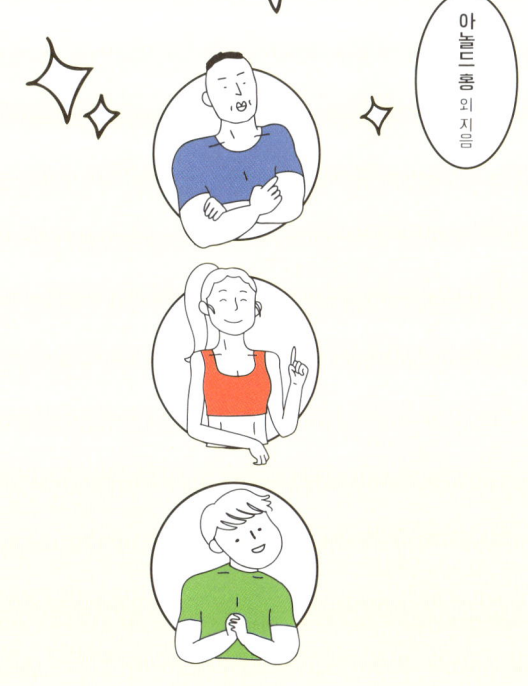

프롤로그

몸과 마음에 완벽한 치유를 가져다준 간헐적 단식 7년의 기록

#1. "제발 그렇게 살지 말아라…"

나 아놀드 홍. 보디빌더 겸 헬스 트레이너다. 몸을 만들고 근육을 키우기 위해 열일곱 살 때부터 무려 26년간 하루 예닐곱 끼를 먹었고, 안 해본 다이어트가 없다. 그렇게 186cm의 키에 118~125kg 체중을 유지했다. 특히 닭가슴살을 신물이 나도록 먹었다. 먹기 싫어도 시간이 되면 알람 소리에 맞춰 지하철에서건 버스에서건 먹었다. 어떨 때는 길을 걸으면서 먹기도 했다. 그건 '사육'이었다.

가장 안타까워한 사람은 나의 어머니였다. 보디빌더로 한창 활동하던 시절, 가장 중요한 시합이 10월에 있었고 어머니 생신은 9월에 있었다. 매년 어머니 생신상 앞에서도 나는 닭 가슴살만 먹었다. 다른 걸 먹는다고 해봐야 당근이나 오이가 전부였다. 그때마다 어머니는 시합이 끝나면 먹으라며 케이크 한 조각을 냉동실에 따로 넣어두셨다. 말로 다 못할 안쓰러운 마음을 그렇게 표현하신 거다.

나는 속으로 울었다. 어머니는 돌아가시기 전까지도 나를 걱정하셨다. 그리고 "제발 더는 그렇게 살지 않으면 좋겠다"라는 말씀을 유언처럼 남기셨다. 그 말씀이 가슴에 박힌 채로 나는 깊은 회의감에 시달렸다. 지금도 어머니를 생각하면 가슴이 찢어질 듯 아프다.

'계속 이렇게 살아야 하나? 나는 뭘 위해 이렇게 살고 있는 거지? 사람이 먹는 즐거움도 있어야 되는데……. 근데 보통 사람들처럼 먹으면 절대 이 몸을 유지할 수가 없는데…….'

#2. 억대 연봉을 받는 국내 1호 퍼스널 트레이너

나를 보디빌더 겸 트레이너의 길로 이끈 건 〈터미네이터〉 속 아놀드 슈워제네거였다. 이런 말을 하면 사람들은 말한다. "그러고 보니 그 배우를 닮으셨네요. 이름도 따라서 지은 건가요?" 맞다. 고등학교 때 수업 땡땡이를 치고 보러 간 영화 속 아놀드 슈워제네거는 첫눈에 나의 롤 모델이 되었으니까.

'저렇게 멋진 몸을 갖고 싶다. 저 사람처럼 연기자가 되고 싶다. 그리고 꼭 한 번 만나고 싶다.'

다소 엉뚱한 생각이었는데 나는 어떤 확신에 차 있었고, 돌아보니 그 모든 꿈을 이루었다. 전성기 때 내 몸은 아놀드 슈워제네거를 연상시켰고, KBS에서 방송한 〈아테나: 전쟁의 여신〉 등 여러 드라마에 출연하게 되었다. 그리고 내가 방황할 때 다시 일으켜준 것도 어린 시절의 영웅이었다.
2004년 어머니가 돌아가신 뒤 우울증과 무기력증에 시달리고 있을 때 한 통의 전화가 걸려 왔다. 당시 세계적인 피트니스 프랜차이즈이자 아놀드 슈워제네거가 홍보대사로 활동하는 '월드짐'이란 곳이었다. 그곳의 대표이사가 아시아 최초 오픈을 앞두고 함께 일해보자는 제안을 했다.

"그럼 그분을 만날 수 있습니까?"

내 말에 그는 일단 만나서 이야기하자고 했다. 면접을 본 뒤 바로 트레이너로 입사하게 되었다. 그리고 아시아에서 매출 1위를 달성하면 인센티브 트립으로 아놀드 슈워제네거를 만나게 해주겠다는 약속을 받았다.

목표가 생기자 밤낮없이 일에 매달렸다. 주말부부가 되는 것도 감수하면서 하루 16시간을 일했다. 그리고 결국 2006년 꿈에 그리던 영웅을 만났다. 그와의 만남의 순간을 지금도 잊을 수 없다. 나는 소년처럼 설레는 마음으로 그와 악수를 나누며 말했다. "You are my hero!"

보디빌더 선수.

억대 연봉을 받는 국내 1호 퍼스널 트레이너. 건강 전도사. 아놀드 슈워제네거를 보며 꿈을 키우던 소년이 26년간 하나씩 획득한 타이틀이다. 그리고 2013년, 나는 '간헐적 단식으로 몸 관리를 하는 트레이너'라는 새로운 타이틀을 하나 더 얻었다.

17세에 운동을 시작하면서부터 나에게 다이어트는 일생일대의 어려운 과제였다. 그런데 간헐적 단식은 새로운 길을 열어주었다. 처음부터 존재했으나 그동안 낙엽에 덮여 있던 길, 나는 그 길을 쓸어 가면서 걷기 시작했다. 걷는 동안 지긋지긋한 음식과의 전쟁을 끝내고, 맛있는 음식을 배불리 먹는 즐거움을 누렸다.

그런데 전보다 건강해졌다.
그리고 무엇보다 행복해졌다.

나와 함께 간헐적 단식을 실천한 대다수의 사람이 몸과 마음의 건강을 되찾고, 좋은 생활 습관을 넘어 삶을 대하는 자세까지 달라졌다고 말한다. 그런 변화를 눈으로 직접 목격할 때마다 벅찬 보람을 느낀다. 더불어 간헐적 단식의 긍정적 효과를 더욱 확신하게 된다. 그 긍정적 효과를 체감한 사람들은 이구동성으로 말한다.
"어떻게 이렇게 살이 빠져요?"
"이렇게 스트레스가 없다면 평생 할 수 있겠어요!"
"다이어트만 생각하면 머리가 지끈거렸는데…"

"이 좋은 걸 왜 지금 알았을까요? 지금까지 해왔던 게 억울해요!"

배부른 다이어트
요요 걱정 없는 다이어트
내가 행복해지는 다이어트
내 인생의 마지막 다이어트
내 인생, 내 몸과 마음에 완벽한 치유를 가져다준 다이어트

간헐적 단식의 긍정적인 효과를 체험한 사람이라면 모두 이 말에 고개를 끄덕일 것이다. 이 책은 보디빌더 겸 트레이너로 활동하며 수많은 다이어트를 직·간접적으로 체험한 아놀드 홍이 간헐적 단식을 7년간 경험하고 실천하면서 느낀 점을 진솔하게 적은 것이다. 그리고 간헐적 단식을 시작하기 전에 알아야 할 것, 간헐적 단식에 대해 오해하고 있는 것과 궁금해하는 점들에 대한 대답을 담았다.

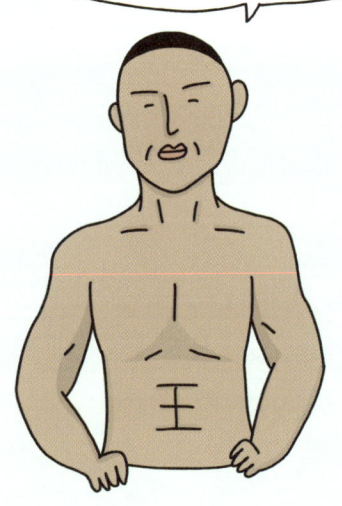

#3. 이 책은 또한 우리의 '건강'에 대한 이야기다

비만은 염증 질환이라고도 한다. 음식, 스트레스, 미세먼지, 흡연, 식품첨가물 등 다양한 원인에 의해 나타나는 만성염증은 병이 나타나기 전까지 큰 증상이 없다. 하지만 지속될 경우 지방간, 만성신부전, 심혈관질환, 대사성질환, 자가면역질환 등 다양한 중증 질환으로 넘어가는 징검다리 역할을 한다.

'염증(炎症, inflammation)'이란 단어는 한자로는 불 화(火) 자가 두 개 들어 있는 '염증 염' 자를 사용하고, 영어로는 불꽃을 뜻하는 'flame'이 들어가 있다. 동서양을 막론하고 염증을 불에 비유하다니, 재미있지 않은가? 불은 예방이 최선이다. 작은 불씨라도 일단 불이 붙기 시작하면 큰 불이 되는 것은 순식간이다. 또한 사방으로 옮겨 붙는다. 병의 원인도 우리 몸속 어딘가에서 불씨로 남아 있다가 순식간에 우리를 집어삼킨다. 미리 예방할 수 있다면 얼마나 좋을까? 간헐적 단식은 병을 예방하고 건강을 회복시키는 좋은 방법 중 하나다.

나는 간헐적 단식을 실천하는 분들의 변화를 가까이에서 지켜봤다. 당뇨와 고지혈증을 진단받아 평생 약을 복용해야 한다던 30대 중반의 남성이 건강을 되찾고 약을 끊은 경우도 있고, 다낭성난소증후군으로 평소 약을 먹지 않으면 생리를 하지 않는다던 20대 후반의 여성이 건강을 회복한 경우도 있다. 물론 보편적인 적용은 힘들지도 모른다. 이들은 내가 제안한 대로 가공식품을 최대한 배제하고 클린푸드 위주의 간헐적 단식에 운동까지 병행했기 때문이다.

사실 간헐적 단식은 2013년 SBS 스페셜 〈끼니 반란, 그 후-간헐적 단식 100일의 기록〉 방영 이후 새로운 다이어트 방법으로 유행을 했다가 잠시 잊힌 키워드이기도 하다. 그런데 요즘 다시 간헐적 단식을 해보겠다고, 혹은 간헐적 단식으로 체중 감량과 건강 회복의 효과를 보았다는 사람들이 늘어나고 있다. 지난 7년여간 지속적으로 간헐적 단식을 실천해온 사람들이 있고, 효과를 본 사람들이 있으며, 그들의 변화가 수치로 증명됐기 때문이다. 가짜는 가만히 놔둬도 언젠가는 사라진다. 하지만 진짜는, 아무리 감추고 억눌러도 반드시 살아남는다. '간헐적 단식의 부활'도 그런 이유다.

이 책에는 나뿐 아니라 간헐적 단식을 실천하고 있는 든든한 두 멘토들도 함께한다. '100일간의 약속'에 도전해 다이어트에 성공한 에스더 킴(32기), 임세찬(26기)이 바로 그들이다. 어릴 때부터 비만으로 고통받다가 간헐적 단식을 통해 전에 없던 자신감을 되찾고 피트니스 모델로 거듭난 1년 차 간헐적 단식러 에스더 킴과, 110kg에 육박하던 체중을 간헐적 단식을 실천한 후 30kg이나 감량하고 모델이자 배우로 활동하고 있는 3년 차 임세찬이 그들이다. 이들은 오늘도 나와 함께 간헐적 단식을 실천하며 자신의 경험을 사람들에게 아낌없이 나누어주고 있다.

아마 앞으로 읽게 될 내용은 여러분이 그동안 다이어트에 대해 알고 있던 상식에 정면으로 반기를 들지도 모른다. 이해한다. 나 역시 그러했으니까. 그러나 조금만 인내하고 내가 몸소 체험하고 변화한 여정을 함께해주길 바란다. 아마 이 책을 덮을 때쯤은 당신도 나와 같은 길에 서 있을지도 모른다.

이 책이 당신으로 하여금 끊임없이 의지력을 발휘해야 하는 다이어트에 이별을 고하고, 병의 원인을 제거하고 몸을 회복시키며, 평생 지속 가능한 즐거운 라이프 스타일을 찾아가는 첫 출발점이 된다면 더없이 기쁘고 행복할 것 같다. 그리고 분명히 그렇게 될 것이라 믿어 의심치 않는다.

자, 이제 시작해보자!

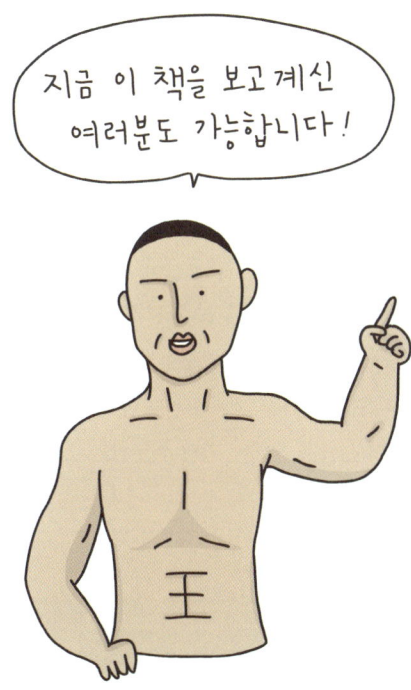

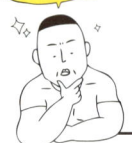

차 례

프롤로그 | 몸과 마음에 완벽한 치유를 가져다준 간헐적 단식 7년의 기록　004

1 "내가 해보고 알려줄게요!"
간헐적 단식, 다이어트의 상식을 뒤집다

배불리 먹으며 살을 뺄 수 있다고?　　　　　　　　　　023
'멋진 몸'과 '먹는 즐거움'은 교환의 대상 아닌가요?　　028
26년 차 다이어트 고수, 공복의 비밀을 파헤치다　　　035
　─100일간의 간헐적 단식 프로젝트
음식과의 전쟁을 끝내는 가장 쉬운 길　　　　　　　　053

2 "16시간이나 굶으라구요?"
간헐적 단식 제대로 실천하기

비만은 영양 결핍 상태다　　　　　　　　　　　　　　060
다이어트 고수가 점점 살 빼기 어려운 이유　　　　　　067

'유지어터'의 비율은 고작 0.2%다　　　　　　　　074

인슐린 스위치를 내려라!　　　　　　　　　　　080

물은 가장 뛰어난 청소부다　　　　　　　　　　085

언제, 얼마 동안 단식할까?　　　　　　　　　　091

지금 먹는 음식이 나의 노후를 결정한다　　　　100

어떻게 먹을 것인가　　　　　　　　　　　　　105

운동은 선택이 아닌 필수다　　　　　　　　　　111

3　"포기만 하지 않으면 됩니다."
날마다 새롭게 도전하는 간헐적 단식

식단은 하나의 라이프 스타일이다　　　　　　　122

칼로리 신경 쓰지 않고 마음껏 먹는 자유　　　　126

공복 시 혈당이 떨어진다? 다 기분 탓입니다!　　130

실패해도 괜찮아! 대신 포기하지 말자　　　　　137

훼손된 산을 복구하는 최선책은 '입산 금지'다　　143

7년 전 내가 그랬듯 "딱 100일만 해봅시다!"	148
다이어트에 대한 궁금증, 아놀드 홍에게 물어봐	153

4 "우리가 언제 단것이 당기지 않은 적이 있었나?"
여성의 다이어트와 간헐적 단식
1년 차 간헐적 단식러 에스더 킴

현직 피트니스 모델의 흑역사 보고 가세요	171
"정말 삼겹살 먹어도 돼요?"	177
간헐적 단식은 'DIY'다	182
입맛을 디톡스하라	189
다이어트는 나를 사랑하는 방식의 다른 이름이다	194
여성의 다이어트 어떻게 다를까?	198
소아비만이 성인비만이 된다	208
다이어트에 대한 궁금증, 에스더 킴에게 물어봐	213

5 "마음의 허기와 진짜 허기를 구분하세요!"
몸과 마음이 함께 건강해지는 간헐적 단식
3년 차 간헐적 단식러 임세찬

모델의 꿈을 이룬 나는 왜 더 불행해졌을까	227
다이어트는 태도 훈련이다	234
"이렇게 배부른 다이어트를 몰랐다니 억울해요!"	239
당신 식단의 점수는 몇 점인가요?	243
다이어트 레시피 '건강 삼합'	248
식단과 운동보다 '마음'을 돌보는 게 먼저다	253
마음의 허기와 진짜 허기를 구분하자	258
넘어졌을 때의 태도 "그럴 수도 있지."	264
내 몸을 온전히 받아들이고 사랑한다	271

에필로그	간헐적 단식이라는 당신만의 라이프 스타일을 찾게 되기를	276
100일 간헐적 단식 다이어리	281

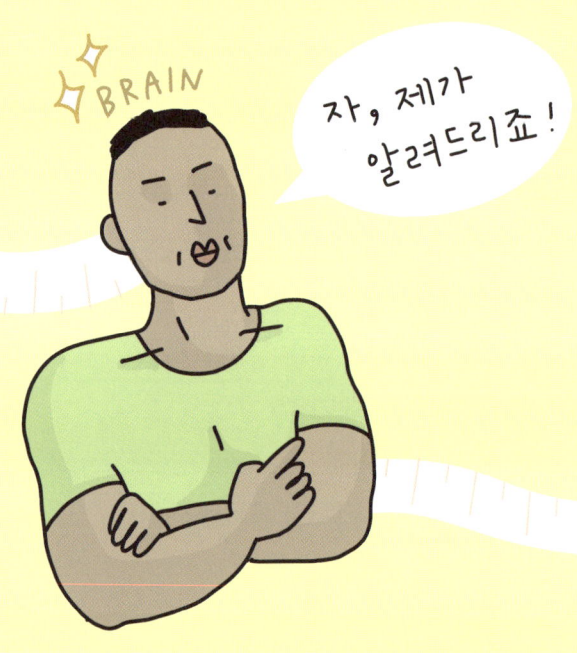

"내가 해보고 알려줄게요!"

간헐적 단식, 다이어트의 상식을 뒤집다

1

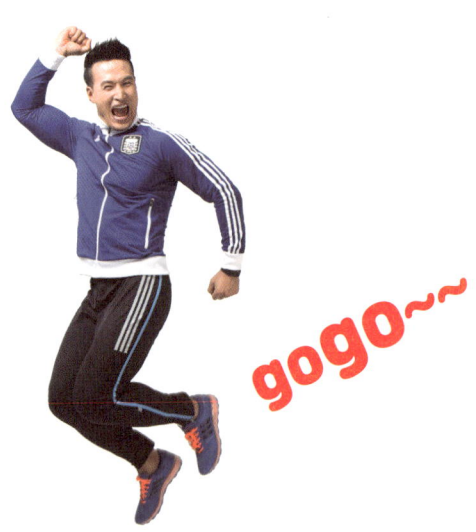

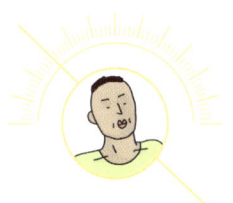

배불리 먹으며
살을 뺄 수 있다고?

2013년 우연히 TV 채널을 돌리다가 한 프로그램에 시선이 멈췄다. SBS에서 방영된 〈끼니 반란, 그 후-간헐적 단식 100일의 기록〉이다. 그런데 가만히 볼수록 나의 26년 다이어트 상식을 뒤집는 이야기들만 나왔다.

맛있는 음식을 먹으면서 살을 뺄 수 있다고?

멋진 몸을 위해선 입맛을 포기하라고 외치던 나에겐 말도 안 되는 일이었다.

단식을 하면서 근육을 만들고 유지하는 게 가능해?

공복이 생기면 이화 작용(대사의 주요 과정 중 하나로, 대형 분자가 작은 분자들로 분해하며 에너지가 방출되는 과정)이 일어나 근육이 손실된다는 것이 보디빌더들의 상식이다. 나 역시 근육질의 몸을 만들기 위해 시간을 정해놓고 억지로 음식을 먹었다. 그렇기에 단식을 하면서도 근육을 유지하는 《먹고 단식하고 먹어라》의 저자 브래드 필론(Brad Pilon) 박사의 이야기는 믿기 힘들 정도였다.

체중 감량을 위해 철저한 식이요법은 필수다. 근육을 만들고 유지하려면 공복을 가져선 안 된다. 요요 없이 체중을 유지하려면 피나는 노력이 필요하다.

요약하면 No pain, No gain!

이것이 내가 26년간 고수해온 상식이다. 상식이란 건 다수의 경험을 패턴화한 것이다. '이런 경우에는 이렇게 되더라'와 같이 일반화할 수 있다. 그래서 옳다고 믿었던 것이 뒤집히는 순간 충격을 받는 한편 반감이 생긴다. 간헐적 단식에 대한 나의 느낌도 이와 비슷했다.

'지구가 태양 주위를 돈다' 라는 갈릴레이의 주장도 당시에는 큰 충격이었을 것이다. 17세기에는 태양과 별들이 지구 주위를 돌고 있다는 말을 종교처럼 믿었는데 상식과 전혀 반대되는 말을 하는 사람이 등장한 것이다. 그렇지만 자신의 주장을 굽히지 않았던 갈릴레이. 그가 확신에 찬 모습을 보일 수 있었던 건 천체 망원경으로 진실을 관측했기 때문이다. 조금은 거창한 비유일 수 있지만 간헐적 단식이 나에겐 천동설처럼 기존 상식에 반하는 '새로운 무언가'였던 것이다.

방송에 등장한 많은 전문가들, 실험에 참가한 사람들은 자신의 체험을 통해 간헐적 단식에 대해 이야기했다. 도전에 성공한 사람도 있었고, 중도에 포기한 사람들도 있었다. 나는 그들의 입에서 나온 말들을 무턱대고 믿진 않았다. 대신 스스로 체험을 통해 그것의 진실을 알고 싶다는 생각이 들었다.

"선생님, 방송 보셨어요? 저거 진짜예요?"
"닭가슴살은 안 먹고, 밥을 먹어도 살을 뺄 수 있다는데 사실인가요?"
방송은 나만 본 게 아니었다. 내가 관리하던 회원들, 제자들, 지인들에게 연락이 오기 시작했다. 내가 운영하는 블로그와 이메일로도 질문이 쏟아졌다.

그들이 동요하는 건 당연했다. 체중을 관리하느라 매일 닭가슴살, 고구마, 달걀, 채소, 단백질파우더 등 맛없는 음식을 먹어야 했는데 저 멀리서 '먹는 자유'라는 한줄기 빛이 새어

들어온 것과 같았다. 내버려두면 모두 간헐적 단식을 하겠다고 우르르 몰려갈 태세였다. 나는 그들이 살을 빼기 위해 들인 시간과 노력을 누구보다 잘 알고 있었다.

그런데 만약 간헐적 단식의 효과가 과장된 것이라면?

그동안의 노력이 물거품이 될 수도 있었다. 그래서 섣불리 해보라는 이야기를 할 수 없었다. 고민 끝에 내가 직접 체험해보기로 결심을 굳혔다.

"기다려보세요. 내가 해보고 어떤 변화가 있는지 알려줄게요."

간헐적 단식에 돌입하기 전 방송을 다시 보고 관련 내용을 인터넷으로 검색했다. 《1일 1식》의 저자인 나구모 요시노리 박사, 24시간 간헐적 단식의 창시자인 브래드 필론 박사, 그리고 단식으로 효과를 본 다양한 사람들의 사례를 찾아볼 수 있었다.

간헐적 단식에 사람들이 열광하는 부분은 정해진 시간에 '먹고 싶은 음식을 먹을 수 있다'는 점일 것이다. 방송에 소개된 쥐 실험을 보니 두 마리의 쥐에게 똑같이 고칼로리의 음식을 주고 한쪽은 정해진 시간에, 다른 한쪽은 아무 때나 먹게 했다. 그 결과, 정해진 시간에 먹은 쥐는 살이 찌지 않았고, 아무 때나 먹은 쥐는 비만이 되었다. 즉, 무엇을 먹느냐보다 언제 먹느냐 하는 것이 비만과 그로 인한 질병을 예방할 수 있는 핵심이란 것이었다.

또 간헐적 단식을 하면 살이 빠질 뿐 아니라 장수유전자라 불리는 시르투인(Sirtuin)이라는 효소의 활동이 증가하여 노화를 억제하는 다양한 기능들이 깨어난다고 한다. 그리고 대사계가 변화하면서 탄수화물이 아닌 지방을 에너지로 사용할 수 있는 몸으로 변할 수 있다고 한다.

나는 17살에 운동을 시작하면서 정말 안 해본 다이어트가 없을 정도로 평생을 다이어트와 식이조절 속에 살았다. 그런데 간헐적 단식은 한 번도 들어본 적 없는 메커니즘에 대해 이야기하고 있었다. 나에겐 완전히 새로운 세계처럼 보였다. 아니 그보다 정답으로 가는 정해진 길 옆에 도착지는 같지만 가는 방법은 다른 길을 알게 된 것 같았다.

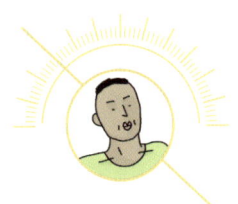

'멋진 몸'과
'먹는 즐거움'은
교환의 대상 아닌가요?

나는 평생 음식과 좋은 관계였던 적이 거의 없다. 중학교 때부터 운동을 하면서 유명한 다이어트 방법은 거의 시도해보았다. 중학교 씨름 선수일 때는 체중을 맞추기 위해 3일 동안 물 한 모금 못 먹은 적도 있다. 지금이라면 절대 하지 못할 일이다.

청년 시절의 나는 보디빌딩 선수였다. 연달아 전국대회에서 7번을 우승하던 때는 나의 롤 모델인 아놀드 슈워제네거를 연상시킨다는 소리도 듣곤 했다. 하지만 조각 같은 몸을 유지하려면 철저한 식단 관리가 필요하다. 당시 나에게 음식이란 근육을 만들고 유지하는 도구 이상도, 이하도 아니었다.

보디빌더식의 기본은 저탄수화물이다. 선수 시절에는 닭가슴살, 잡곡밥, 고구마, 채소와 보충제를 하루 일곱 끼로 나눠 먹었다. 근육을 만드는 보디빌더에게 배고픔은 금기라고 할 수 있다. 공복이 생기면 근육이 손실된다고 보았기에 배고플 틈 없이 음식을 먹었다.

2시간 마다 음식을 먹는 것은 생각보다 괴로운 일이다. 내 의사와 상관없이 알람이 울리면 지하철과 버스에서 이동을 하면서도 도시락을 열고 음식을 먹었다. 걸어 다니면서 닭가슴살을 꺼내 먹을 때도 있었다. 오직 근육을 만들겠다는 일념으로 버텨냈다. 근육을 만들고 유지하려는 모든 사람들이 이 고통스러운 길을 걸을 것이라고 생각한다.

당시 내가 먹었던 걸 음식이라고 할 수 있을까? 나는 그저 자신을 사육하고 있었다. 항상 소화가 안 됐고 설사도 많이 했다. 지금은 흔적만 남아 있는 식도의 상처도 당시 생긴 역류성식도염 때문이다.

"또 밥 안 먹니?"
"죄송해요, 곧 전국체전이라 어쩔 수 없어요."
생신상 앞에서 어머니는 한숨부터 내쉬었다. 아내가 먹음직

한 음식을 가득 차렸지만 어머니의 젓가락은 좀처럼 움직이지 않았다. 나는 어머니의 신경이 온통 내 도시락에 쏠려 있다는 걸 알았다. 도시락 안에는 닭가슴살과 오이가 담겨 있었다. 어머니는 몇 번 더 음식을 권하다 포기하셨다. 그리고 생일 케이크 한 조각을 통 안에 담아 냉동실에 넣으며 말씀하셨다.

"이거 남겨 둘 테니 시합 끝나면 먹으렴."

사랑하는 가족과 둘러 앉아 함께 맛있는 음식을 나누는 일상적인 일이 나에게는 세상에서 가장 어려운 일이었다. 아버지가 돌아가시고 우울증을 앓던 어머니는 2004년 스스로 목숨을 끊으셨다.

그리고 "제발 그렇게 살지 말아라"라는 유언을 남기셨다. 유언을 읽으며 항상 안타까운 눈으로 나를 보던 어머니 얼굴이 생각나서 가슴이 무너졌다.

어머니의 죽음은 평생 음식과 전쟁을 벌여온 나에게 회의감을 안겨주었다. 하지만 내가 그동안 배워온 지식으로는 일반식을 먹고는 절대 이 몸을 유지할 수 없었다. 그래서 울며 겨자 먹기 식으로 지금까지와 같은 방식을 고수할 수밖에 없었다.

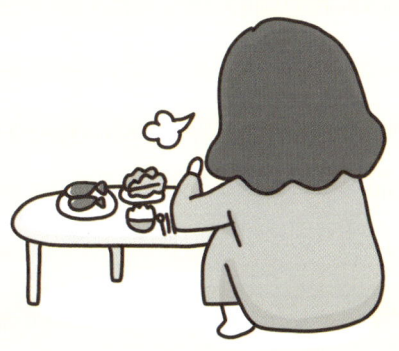
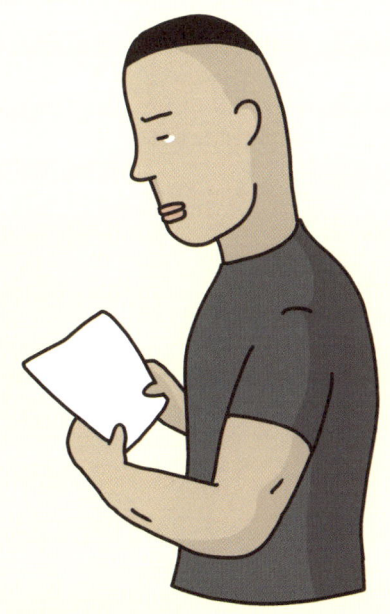

보디빌더, 트레이너 등 남들이 부러워하는 몸을 유지하고 있는 사람들은 누구보다 치열하게 음식과의 전쟁을 치르고 있는 사람들이다. 나 역시 간헐적 단식을 만나기 전까지 매일 전쟁터에 참전했다.

사람들은 보디빌더가 건강할 거라고 생각한다. 하지만 나는 선수 시절에 한 번도 건강 상태가 좋았던 적이 없다. 많이 먹고 급격하게 운동을 하기 때문에 크레아티닌 수치(크레아티닌은 근육 운동의 에너지를 만드는 데 필요한 화합물을 뜻하며, 신장으로 배출되고 다른 물질에 비해 재흡수가 이루어지지 않아 신장 배출 기능의 지표가 된다. 크레아티닌 수치가 높게 나오면 신장 기능이 나빠졌다는 뜻이다.)와 요산 수치(요산은 세포가 수명을 다한 후 구성 성분인 퓨린이라는 물질이 간에서 대사되면서 생기는 최종 분해 산물이다. 콩팥을 거쳐 소변으로 배설되고 혈액 내 요산이 정상보다 높으면 통풍 등의 질병이 생길 수 있다.)가 높았고, 늘 근육통에 시달렸다. 매일 병원에서 침을 맞고 스프레이형 파스를 뿌리지 않으면 견디질 못했다. 오죽하면 파스를 나만의 향수라고 불렀을까.

고백하자면 나도 시합을 앞두고 먹는 보디빌더식이 끔찍하게 느껴질 때가 많았다. 그리고 시합이 끝나면 그동안 억눌러온 욕구가 나를 덮쳤다. 평소 절제하던 음식을 먹으면 일주일에 최대 15kg, 한 달에 20kg 가까이 체중이 불었다. 보디빌더들은 이것을 벌크업이라고 한다. 하지만 사실 다 핑계다. 그냥 먹고 싶으니깐 먹는 거다. 그리고 다시 철저한 식이조절을 통해 몸을 만드는 일이 반복된다.

　무작정 굶거나 운동을 많이 한다고 체중 감량에 성공하고 '몸짱'이 되는 것은 아니다. 나는 오랜 경험을 통해 체계적인 운동과 과학적인 식단을 병행하는 전략을 짤 줄 알았고, 그것은 나와 회원들 모두에게 효과가 있었다.

　다만 한 가지 포기해야 할 것이 있는데 바로 '먹는 즐거움'이었다. 내 상식에서 먹는 즐거움과 멋진 몸은 공존할 수 없었다. 그런데 간헐적 단식은 먹는 즐거움을 느낄 수 있다고 한다. 사실이라면 평생 동안 하지 못할 이유가 없었다.

내 몸으로 직접 간헐적 단식을 체험한다는 공지를 SNS를 통해 밝히자 주변 사람들은 걱정부터했다. 16시간 공복을 유지하고 나머지 8시간 동안 한 끼 혹은 두 끼를 먹는다는 점이 그동안 나의 식이 패턴과 완전히 달랐기 때문이다. 나는 17살 이후 몸 관리를 위해 하루 평균 네다섯 끼를 먹었다. 그런데 간헐적 단식을 하게 되면 먹는 횟수와 칼로리가 확 줄어들게 된다.

우선 살과 근육량이 빠질 것이란 것은 예상할 수 있었다. 또 나는 하루 평균 3시간 동안 운동을 하는데, 운동을 할 때 평소보다 힘이 없을 것 같았다. 신체 활동이 많지 않다면 몰라도 나처럼 몸을 많이 움직이는 사람에게는 다소 무리가 있는 방법이라는 생각을 하지 않은 것도 아니다. 여러 가지 생각이 들었지만 해보지 않고 속단하지 않기로 했다.

체험 전 인바디 검사 결과를 보면 체중 95.2kg, 골격근량 51.9kg, 체지방량 6.1kg이었다. 모든 변화를 열린 눈으로 관찰하겠다는 결심을 하고 2013년 3월 20일, 100일간의 도전에 돌입했다. 그리고 하루도 빠짐없이 나의 느낌과 몸 상태를 인바디 결과와 함께 동영상으로 올려 사람들과 공유했다.

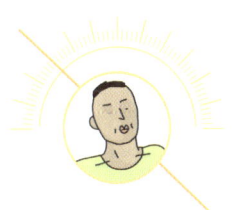

26년 차 다이어트 고수, 공복의 비밀을 파헤치다
100일간의 간헐적 단식 도전 프로젝트

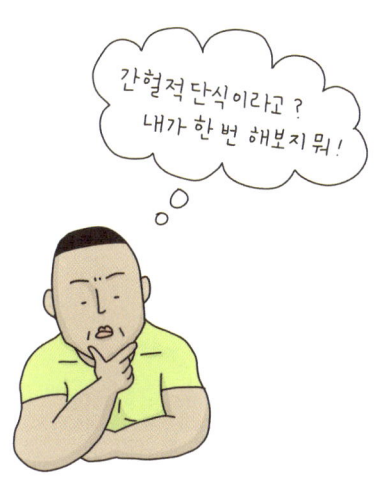

1일 차 (2013년 3월 20일)

과거 우리 인간은 그렇게 많이 먹지 않았다. 원시시대에는 사냥을 하고 먹을 것을 채집해야만 그날 끼니를 때울 수 있었다. 상황이 바뀐 건 18세기 중반의 산업혁명 이후라고 한다. 그리고 보면 하루 세끼를 먹게 된 것은 인류의 전체 역사에서 그리 긴 시간이 아니다.

  도전을 앞두고 제일 먼저 든 생각은 오랜만에 피자, 치킨, 족발, 빵 같은 걸 먹어보면 어떨까 하는 거였다. 그런 음식들을 가끔 먹고 싶다는 충동이 생기긴 했지만 몸을 유지해야 한다는 강박 때문에 오랫동안 먹지 않고 있었다.

  보디빌더 은퇴 이후 내 평범한 식사는 보통 하루에 4번을 먹는 거였다. 아침에 밥 한 공기 분량의 닭가슴살을 먹고, 웨이트가 끝난 뒤 두 번째 끼니를 챙긴다. 오후 4시에 세 번째 끼니를 먹고 3시간 정도 산책을 한다. 그리고 8시쯤 야채, 견과류 등으로 마지막 끼니를 먹었다.

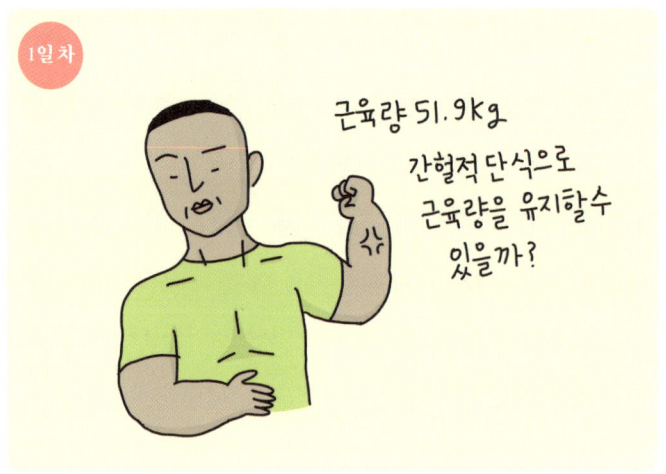

간헐적 단식에 도전하면서 아직 몇 끼를 먹을지 정하지 못해서 한 끼나 혹은 두 끼를 자유롭게 먹으려고 한다. 내 근육량이 51.9kg인데 나 같은 사람이 정말 간헐적 단식으로 근육을 유지할 수 있을까? 오늘은 공복을 가능한 한 길게 가졌다가 첫 끼를 먹을 생각이다.

2일 차

도전 첫날인 어제는 23시간의 공복을 유지하다가 첫 끼를 먹었다. 처음으로 하루 한 끼만 먹었다. 먹은 것은 닭가슴살 샐러드와 청국장, 고기와 두부를 넣은 김치찌개다. 그리고 제자들이 선물했지만 계속 먹지 않고 참았던 강정과 초콜릿도 조금 먹었다. 또 아몬드, 땅콩, 호두 한 움큼과 꿀을 먹었다.

그렇게 먹고 15시간째 공복 상태인데 아직 배가 고프지 않다. 오랫동안 자주 먹던 습관이 있어서 배고픔을 느끼지 않을까 걱정이었는데 다행이었다. 아침에 인바디 검사를 해보니 예상대로 근육량이 300g가량 감소했다. 평소보다 단백질 섭취량이 줄었기 때문이다. 그래도 먹고 싶은 걸 먹으니 기분은 꽤 좋은 상태다.

네 끼를 먹을 때는 내 몸이 '음식은 언제나 들어온다'와 같

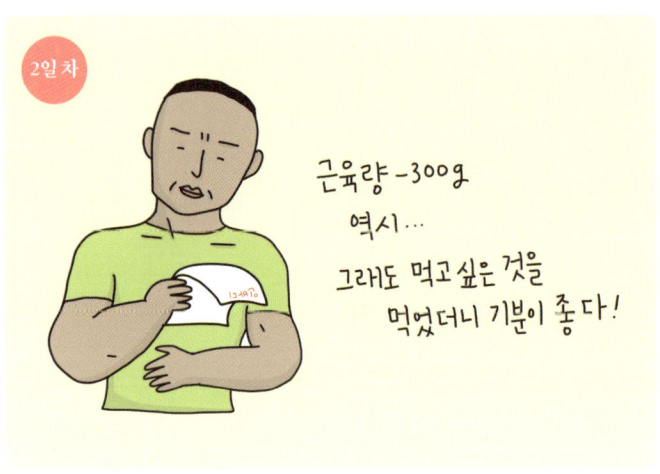

이 안일하게 생각했던 듯하다. 공복을 유지하다 음식을 먹으니 몸이 음식을 빨아들인다는 느낌이 들었다. 이런 감각은 오랜만이라 신기했다.

6일 차

우리 동네에 40년된 치킨집이 있다. 어제 아들 녀석과 그곳에서 20년 만에 추억의 치킨 맛을 보았다. 평소의 나라면 엄청난 죄책감에 시달렸겠지만 가끔은 이런 음식도 허용할 수 있다고 생각한다.

어제는 휴일이라 웨이트를 하지 않고 산책만 다녀왔다. 잘

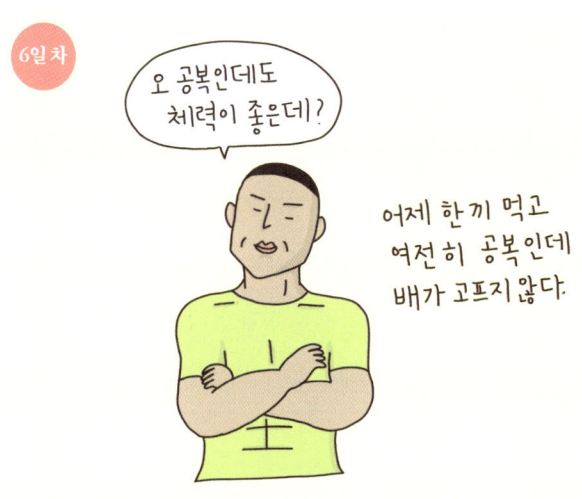

먹고 잘 쉰 뒤의 몸의 변화가 궁금해서 새벽에 인바디 검사를 했다. 한 끼지만 치킨과 아내가 만들어준 음식을 배부르게 먹었다. 그런데도 첫날과 비교해서 체중이 1.8kg나 줄었다. 다만 근육이 줄어들고, 지방은 늘어났다. 기계는 지방이 늘었다고 하지만 내 눈으로 확인한 몸은 별로 달라진 게 없어 보인다. 지방이 피하가 아닌 내장에 쌓인 걸까?

체력적으론 아주 좋다. 어제 100일간의 약속 참가자들과 스쿼트와 런지 등을 30분간 집중적으로 했는데 몸 상태가 평소와 다를 게 없었다. 16시간 이상 공복을 갖고 한 끼만 충분히 먹어도 체력이 떨어지지 않는 듯하다.

　이렇게도 살 수 있는데 그동안 왜 하루 4~7끼를 먹었을까? 나는 음식을 빨리 먹는 사람도 아니라 한 끼 먹는데 30분 이상 걸린다. 차라리 그 시간에 책을 보거나 공부를 하고 연기 수업을 받았다면 지금보다 나은 삶을 살 수도 있었을 것이다.

　어제 한 끼 먹고 아직까지 공복 상태인데 전혀 배가 고프지 않다.

10일 차

나는 학창 시절에는 씨름과 유도를 했다. 몸무게는 최고 130kg까지 나갔다. 그 시기부터 얼마 전까지 정말 어마어마한 양의 음식을 몸에 쏟아 부었다. 그런 사람이 하루 한 끼로 살 수 있을까 싶었는데 10일째 잘 살고 있다. 그것도 매우 건강하고 좋은 컨디션으로 말이다. 10일 동안 나는 최소 16시간에서 최대 28시간의 공복을 가졌고, 한 끼 혹은 두 끼를 먹었다.

　어제는 18시간 공복 후 첫 끼로 잡곡밥에 브로콜리, 조기찌개, 소불고기, 미나리나물, 소고기장조림, 야채샐러드 등을 먹었다. 더 이상 못 먹겠다 싶을 만큼 배불리 먹고 남산에 다녀왔다. 두 번째 끼니는 저녁 8시경 집에서 만든 요구르트에 과일, 견과류를 섞어 먹었다. 아침에 인바디를 해보니 첫날보다 체중은 2.3kg, 근육은 600g, 체지방은 1.2kg 감소했다.

최근에는 간헐적 단식과 관련된 책과 자료를 찾아서 열심히 보고 있다. 공복을 경험하고 공부도 하면서 사람들이 너무 자주 먹을 필요가 없다는 느낌이 강해진다. 우리는 오랫동안 삼시 세끼라는 틀에 갇혀 살았다. 그리고 나도 이 몸을 유지하기 위해 먹기 싫은 닭가슴살을 꾸역꾸역 먹어왔다. 요즘 나는 하루 한 끼를 잘 챙겨 먹고, 배가 많이 고프지 않은 이상 더 먹지 않는다. 습관처럼 먹을 필요가 없다 보니 스트레스가 사라졌다.

21일 차

어제 처음으로 고비가 왔다. 단식 때문이 아니라 몸이 안 좋았다. 19시간 만에 첫 끼를 먹었는데 오랜만에 무척 배고픈 상태였다. 아내가 해준 제육볶음, 조기매운탕, 야채샐러드를 먹고 후식으로 팬케이크와 견과류 한줌을 먹었다. 첫날과 비교해서 체중은 1.5kg, 근육은 600g이 늘고 체지방은 2.3kg 감량되었다.

단식 때문에 건강이 나빠진 것은 아니냐는 질문을 받았는

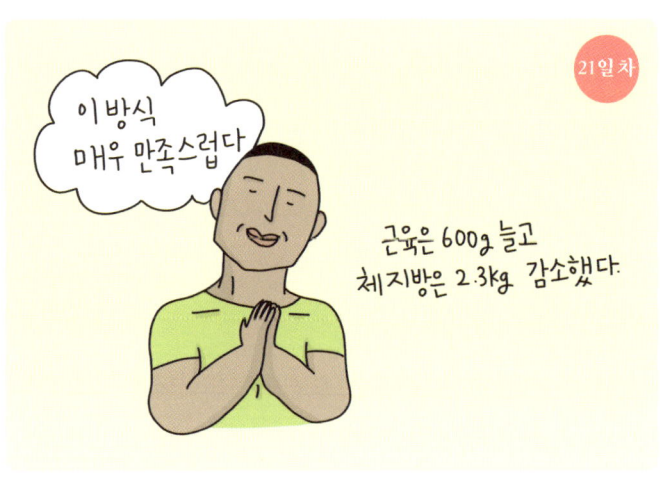

데, 그건 아닌 것 같다. 이 방식이 무리가 되었다면 진즉 감기라도 걸렸을 것이다. 평생 먹는데 지나치게 많은 시간을 소비한 사람으로서 나는 현재의 방식이 매우 만족스럽다.

하지만 항상 자기 몸의 신호에 관심을 기울여야 한다. 한두 끼만 먹는 것이 힘들면 억지로 할 필요는 없다고 본다. 공복을 두되 정해진 시간에 끼니를 나누어 먹으면 된다. 사람의 몸은 모두 다른데 어떻게 하나의 틀에 가둘 수 있을까? 아무리 좋은 다이어트 방식도 건강을 해치거나 내 몸에 맞지 않으면 하지 말아야 한다.

40일 차

어제는 첫 끼를 12시 반 정도에 먹었다. 아내가 만들어놓은 음식을 냉장고에서 꺼내 먹으면서 잠깐 웃음이 났다. 40일 전까지만 해도 내 체중에 맞는 단백질 양을 계산해서 닭가슴살을 먹어야 했는데 이제 그럴 필요가 없어졌기 때문이다. 몸을 깨끗이 비워낸 뒤에 돼지고기볶음, 나물, 김치, 잡곡밥 등 아내가 만들어준 건강한 음식을 먹는 시간이 행복하다.

  요즘 날씨가 좋아서 남산에 나갈 때마다 기분이 좋다. 꼭 헬스장에서 운동할 필요는 없다. 밖으로 나가서 계절의 변화를 느끼며 걷기만 해도 건강할 수 있다. 물론 근육량을 유지

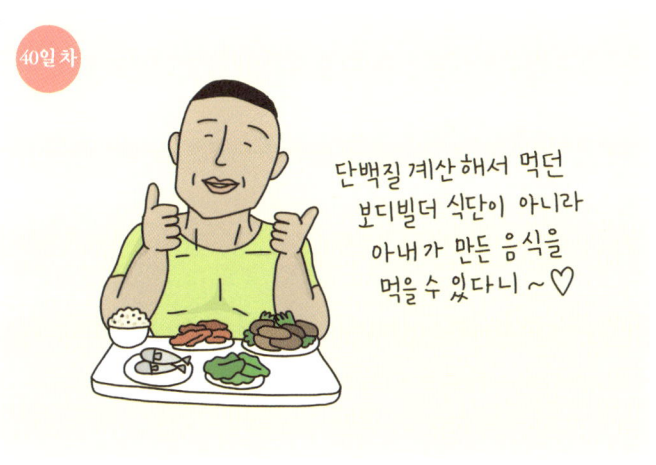

하고 싶다면 웨이트는 필수적이다.

　이 프로젝트 때문에 운동을 더 많이 하는 건 아니냐고 묻는 분도 계신데, 평소 내 운동량 그대로이고 특별한 건 없다. 그리고 내 몸의 신호에 귀 기울이면서 배가 고프면 먹고, 피곤하면 쉬고 있다.

50일 차

어제는 너무 피곤했다. 일이 많았을 뿐 아니라 잠도 3시간밖에 자지 못해서 산책과 사이클을 잠깐 탄 것이 운동의 전부다. 어제 첫 끼로 영양소가 골고루 배합된 건강 도시락을 먹었다. 다른 사람은 두 차례로 나눠 먹는 다이어트 도시락이라는데 난 한 번에 먹어버렸다. 그런 뒤에도 채워지지 않은 느낌이 들어서 집에서 밥을 한 끼 더 먹었다. 확실히 몸이 피곤하면 음식에 대한 욕구가 강해진다. 수면에 더 신경 써야 한다는 걸 깨닫고 있다.

　몸 상태를 체크해보니 첫날보다 체중 2.3kg, 근육 200g, 지방 2.2kg이 줄어들었다. 3일 전부터 운동 전후에 먹던 아미노산과 비타민도 끊었다. 근육량을 유지하려면 웨이트를 잊지 않고 해야 하는데 요즘 너무 바빠서 큰일이다.

잠을 못 잔 날과 충분히 잔 날, 웨이트를 한 날과 못하는 날 등 이런 변수가 내 몸에 어떤 영향을 주고 있는지에 대한 데이터가 쌓여가고 있는 중이다. 아직은 판단할 때가 아니다. 100일까지의 데이터를 보고 판단하겠다.

60일 차

어제 아들의 야구 시합이 있었다. 시합이 끝나고 가족들과 패밀리레스토랑에서 즐거운 시간을 가졌다. 과거의 나라면 상상할 수 없는 일이다. 평소 아내가 해주는 건강한 밥상을 먹었기 때문에 가끔 '치팅데이'(Cheating Day. '속인다'라는 뜻의 'Cheating'과 '날(日)'이라는 뜻의 'Day'가 합성되어 만들어진 용어로, 식단 조절 중 1~2주에 한 번 정도 먹고 싶었던 음식을 먹는 날을 뜻한다.)를 누려도 될 듯하다. 립과 새우샐러드를 맛있게 먹고 집으로 돌아와 단호박으로 한 끼를 더 먹었다.

많이 먹기도 했지만 운동도 많이 한 날이다. 총 41km를 걸어서 눕자마자 잠에 빠져 들었고, 7시간을 푹 잤다. 최근에는 밤 10시부터 새벽 2시까지의 수면의 골든타임을 지키려고 노력하고 있다. 확실히 수면에 신경 쓰고부터 컨디션이 더 좋아졌다. 보충제를 끊은 지도 10일 차에 접어들었다.

인바디 검사 결과 체중이 전날보다 1.8kg 늘었다. 많이 먹었으니 당연한 결과다. 재미있는 건 근육량은 늘었지만 지방은 더 빠졌다는 점이다. 요즘은 비타민 없이 음식으로만 7대 영양소를 채우려고 노력하는 중이다. 그러나 음식으로 채울 수 없다면 반드시 비타민을 챙겨 먹어야 한다고 생각한다.

70일 차

앞으로 간헐적 단식을 '클린식스틴(Claen16)'이라고 부를 계획이다. 공복 16시간은 몸을 깨끗하게 비워내고, 운동하고, 다시 좋은 것을 채우는 내 몸이 건강해지는 시간이다. 요즘은 이렇게 평생 살 수 있을 것 같다는 생각이 든다. 브래드 필론 박사의 말처럼 장기간 유지할 수 없다면 그 프로젝트는 성공할 수 없다. 지속 가능한 것이야말로 가장 효과적인 방법이다.

어제는 첫 끼를 오후 2시쯤 잡곡밥과 꽁치조림, 연근과 함께 먹었다. 그리고 아내와 남산으로 운동을 나갔다. 저녁에는 직접 만든 유산균 요구르트에 과일과 파프리카를 넣어 맛있게 먹었다. 시간이 지날수록 음식의 중요성을 깨닫고 있다.

80일 차

어제는 새벽에 웨이트를 하고 남산을 걸었다. 사실 운동은 특별한 게 아니다. 나의 운동법을 물어보는 분들에게 항상 일상 속에서 꾸준히 할 수 있는 운동을 찾으라고 강조한다.

우리 몸에 음식이 들어오면 영양가 있는 것은 흡수하고 흡수하지 못한 것은 지방 형태로 저장된다. 간에 저장된 글리코겐은 장과 뇌에서 사용이 가능하지만, 근육에 저장된 글리코겐은 근력운동을 통해서만 소비할 수 있다. 그래서 근력운동을 하고 움직여야만 효과적인 체중 감량이 가능하다. 특히 빵, 떡 등 탄수화물을 좋아한다면 근력운동은 필수다.

첫 끼로 대구탕을 먹고, 후식으로 호밀빵과 버터를 먹었다. 어제 얼마나 공복을 유지했나 체크해보니 22시간 정도 되었다. 요즘은 그 정도 참는 건 별로 어렵지 않다. 그리고 공복 시간이 길수록 나를 좋은 음식으로 채우고 싶어진다.

프로젝트 첫날보다 체중은 800g 줄고, 근육은 1.2kg 늘었으며, 지방은 3.2kg 줄었다. 내가 느끼는 몸 상태도 인바디 결과도 모든 것이 다 좋다.

90일 차

어제는 촬영이 있었다. 장시간 긴장 상태였던 탓인지 촬영이 끝나자 허기가 몰려 왔다. 그래서 첫 끼로 생각보다 많은 양의 음식을 먹었다. 아침에 인바디를 해보니 역시나 하루 사이에 체중 900g, 지방 2kg이 늘고, 근육은 1kg 빠져 있었다.

상황에 따라 좋은 음식을 먹지 못할 수도 있고, 가끔 과식이나 일탈을 하게 될 수도 있다. 하지만 너무 풀어지지 않도록 신경 써야 한다. 우리 몸은 거짓말을 하지 않기 때문이다. 어제 과식을 하고 인스턴트 음식을 먹었기 때문에 오늘은 좋은 음식을 더 챙기려 한다.

벌써 프로젝트 막바지로 향해가고 있다. KTX를 정비하려면 열차가 잠시 멈춰야 한다. 아무리 뛰어난 기술자도 달리는 열차를 수리할 수는 없다. 우리 몸도 잠시 멈추는 시간이 필요하다. 클린식스틴. 그 시간 동안 내가 깨끗하게 정비되는 느낌이다.

100일 차 (2013년 6월 27일)

프로젝트를 잘해낼 수 있을까 걱정했는데 어느덧 100일이 흘렀다. 100일간 클린식스틴을 실천하며 내 몸에 대해 제대로 알게 되는 좋은 시간이었다. 그리고 내가 26년간 배우고 실천했던 상식을 뒤집는 시간이었다.

100일 전만 해도 나는 닭가슴살로 첫 끼를 시작해서 하루 두 번 보충제까지 총 일곱 끼를 먹는 날도 있었다. 그런데 이제 한 끼에서 두 끼만 먹고 있다. 배고프면 먹고, 고프지 않으면 먹지 않아도 된다는 점이 좋다. 그리고 그동안 먹고 싶었던 음식을 가끔 맛볼 수 있어서 행복했다.

많은 사람들이 간헐적 단식을 하면 아무 음식이나 먹어도 된다고 생각한다. 하지만 내가 경험한 바로는 그렇지 않다. 공복으로 속을 깨끗이 비워낸 뒤 가공 탄수화물과 패스트푸드 등 좋지 않은 음식을 먹으면 전보다 몸이 더 나빠질 수 있다.

마음껏 먹을 수 있는 것은 건강한 음식이다. 일반식은 잡곡밥, 불고기, 제육볶음, 족발, 닭볶음탕 등 직접 만들어 먹는 것으로 한정해야 한다. 나도 가끔 피자와 치킨을 먹었다. 하지만 가끔이고 절대 많은 양도 아니었다. 상식적으로 생각하면 된다. 몸에 필요한 7대 영양소를 고루 갖춘 음식을 주면 건강해지고, 좋지 않은 것을 먹으면 건강이 나빠진다. 이는 간헐적 단식을 할 때도 적용되는 부분이다.

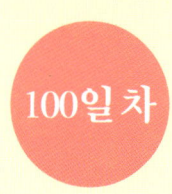

100일 차

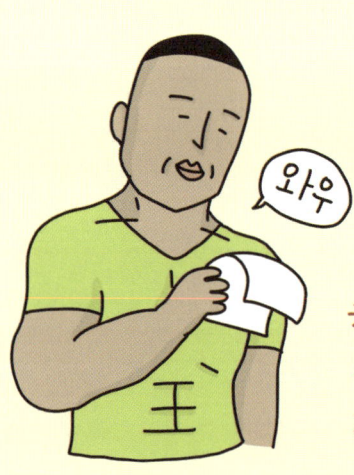

"Clean Sixteen"

와우

공복으로 내 몸을 정화시키고
클린푸드로 몸을 채워왔다.
근육통과 불면증이 사라지고
음식 강박관념에서
벗어났다.

체중 100g 증가
근육 1.9kg 증가
지방 3.1kg 감소

100일의 프로젝트 동안 궁금했던 것 중 하나는 근육량이 감소하거나 체력이 떨어지지 않을까 하는 부분이었다. 그런데 하루 한두 끼만 먹고도 배가 고프지 않았고, 그 상태에서 운동을 할 때 체력적으로 문제가 없었다. 함께 일하는 트레이너들은 오히려 전보다 힘이 더 좋아진 것 같다고 한다. 실제로 공복 상태에서 벤치프레스를 할 때 전보다 횟수가 늘어났다.

나는 만성근육통이 있었다. 근육통은 보디빌더를 은퇴한 후에도 나를 괴롭혔고, 매일 침을 맞지 않으면 견디지 못했다. 그런데 간헐적 단식을 실천하는 70여 일 동안에는 근육통을 느끼지 못했다. 매일 오던 사람이 발길을 끊으니 한의원 선생님께 전화가 왔을 정도다. 뿐만 아니라 불면증도 사라졌다.

나는 간헐적 단식을 통해 음식에 대한 강박 관념에서 벗어날 수 있었고, 소중한 사람들과의 관계도 회복할 수 있었다. 현재 정신적으로 무척 자유로운 기분이다. 나는 이 새로운 방식을 직접 체험해보고 느낌을 공유하기 위해 이 프로젝트를 시작했다. 이제 그 답을 찾았고, 모두와 함께 하고 싶다.

사람에 따라 차이가 있겠지만 간헐적 단식은 다이어트와 몸 관리에 확실히 효과가 있다. 살면서 한 번쯤 실천해볼 만한 방식이라고 생각한다. 먹는 것을 절제한 뒤 오는 여유와 풍요는 경험해본 사람만이 느낄 수 있다. 우리는 먹는 것의 감사함을 오래 전에 잊어버렸다. 간헐적 단식을 하면 음식을 먹는 일이 얼마나 감사한지 깨닫게 될 뿐 아니라, 내 몸을 위해 아무거나 먹지 않겠다는 생각을 하게 된다.

100일 차에 접어든 오늘 인바디 결과 체중 95.3kg, 골격근량 53.6kg, 체지방량 3.0kg이다. 100일 전과 비교해서 체중은 100g, 근육은 1.7kg 늘었으며, 지방은 3.1kg 감소했다. 이렇게 좋은 결과가 나올 것이라고 사실 기대하지 않았다.

나는 이 몸을 평생 유지하고 싶다. 그리고 100세까지 건강하게 살고 싶다. 아놀드 홍이 200일, 300일 후에도 이 몸과 건강을 유지한다면 많은 분들이 간헐적 단식의 효과를 신뢰하게 될 것이라고 생각한다. 건강 전도사로서 다른 분들에게 도움을 드리기 위해, 그리고 나 자신을 위해 앞으로도 '클린식스틴'을 실천할 계획이다.

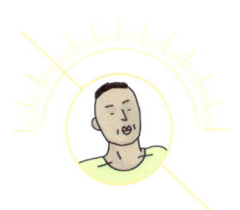

음식과의 전쟁을 끝내는 가장 쉬운 길

"어떻게 성공한 거예요? 방법을 좀 알려주세요!"

나의 프로젝트가 〈끼니 반란, 그 후〉란 제목으로 전파를 타자 배우 차승원 씨에게 전화가 왔다. 이어 최수종 씨에게도 전화가 걸려왔다. 치열하게 자기관리를 하는 것으로 유명한 배우 분들이다. 나는 내가 먹었던 음식과 주의사항 등을 상세히 알려드렸다.

간헐적 단식이 70일이 넘어갔을 무렵 SBS에서 연락이 왔다. 당시 내가 매일 올리는 간헐적 단식 동영상이 화제였기 때문이다. 내가 간헐적 단식을 시작한 계기이기도 하고, 효과를 직접 체험하고 있었기 때문에 흔쾌히 촬영에 응했다.

방송에서 나는 "요즘 26년간 잊고 살았던 먹는 즐거움에 푹 빠졌다"라고 말했다. 실제로 그런 부분이 있었다. 항상 닭가슴살과 야채 위주로 먹다가 평소 절제해왔던 족발, 보쌈, 제육볶음, 닭볶음탕 등을 먹을 수 있으니 얼마나 좋았겠는가? 또 단식을 할 때 배고픔을 느끼더라도 조금만 참으면 먹고 싶은 것을 먹을 수 있다는 생각에 행복했다.

간헐적 단식 이후 지인들과 자리를 자주 만들었다. 음식의 유혹 앞에 무너질까봐 선뜻 만나지 못한 사람들이었다. 그들과 함께하는 시간은 나로 하여금 인간다운 삶을 살고 있다는 만족감을 주었다. 그동안 나는 가족들과 여행을 갈 때도 아이스박스에 닭가슴살, 채소, 보충제를 챙겨 가야 했다. 챙기지 못했을 경우에는 숙소보다 대형마트를 먼저 찾았다. 남들이 부러워하는 조각 같은 몸을 유지하기 위해, 그리고 트레이너로서 부끄러운 모습을 보이지 않기 위해 참 많은 것을 포기하고 인내하며 살았다.

친구가 물었다.

"처음부터 그 방법이 효과가 있을 거라고 생각했어?"

"반신반의했지. 근육이 빠질 때는 솔직히 좀 불안했다니까."

"그런데 왜 계속 한 거야?"

"이 방법이 정말 효과가 있다면 나도 평생 하고 싶다는 생각이 있어서. 이렇게 너희들 만나서 밥 한 끼도 할 수 있고 좋잖아."

나는 이 방법을 의심하면서도 한편으로는 희망을 품었고, 내심 그것이 사실이길 바랐다. 26년 차 다이어터에게도 식이 조절은 늘 어려웠기 때문이다. 가끔은 나도 더 이상 이렇게 살지 못할 것 같다는 위기감을 느꼈다. 만약 간헐적 단식을 알지 못했다면 내 인생은 지금처럼 행복하지 못했을 것이다.

돌아보면 100일 프로젝트를 진행할 때 나는 바이오해커와 다름없었다. 바이오해커는 우리 몸을 최적의 상태로 변화시키려는 목적으로 먹는 음식 등을 조절하면서 스스로 몸의 데이터를 수치화하고 분석하는 사람들이다. 그 시절 나는 매일 아침 하루를 시작하며 몸 상태를 체크했다. 처음 단식을 시작할 때는 체중과 근육이 함께 빠졌지만 먹는 것과 운동, 수면에 신경 쓰자 차츰 원래로 돌아왔다. 그리고 보디빌더들의 시합 직전의 몸 상태를 꾸준하게 유지할 수 있었다. 인바디 검사지를 들고 춤이라도 추고 싶은 심정이었다.

그리고 현재 나는 7년째 간헐적 단식을 무리 없이, 그리고 행복하게 실천하고 있는 사람 중 하나다. 트레이너로서 내 일에 충실하고, '100일간의 약속'으로 봉사도 하다 보니 시간이 쏜살같이 흘렀다. 그 시간 속에서 간헐적 단식은 내 새로운 삶의 방식으로 굳건히 자리 잡았다.

  2년 전의 일이다. 나는 선수로서 은퇴한 후에도 꾸준히 보디빌딩 대회에 참여해 좋은 성적을 거두고 있었다. 내가 시합 전에 족발을 먹는 사진을 SNS에 올리자 바로 메시지가 날아왔다.

  "선배님! 정말 너무 하시는 거 아닙니까? 저는 지금 닭가슴살만 먹고 힘들어 죽겠는데 왜 그런 사진을 올리세요!"

  후배의 부러움 섞인 푸념에 나는 이렇게 대답한다.

  "그럼 너도 나처럼 해봐. 마음만 먹으면 변할 수 있는데 뭘 그렇게 두려워해? 혹시 시합을 망치더라도 다음에 또 도전하면 되잖아. 나는 5년 전보다 지금이 훨씬 더 건강해졌어."

  후배가 선뜻 따라하지 못하는 것도 이해는 한다. 2013년 간헐적 단식은 크게 화제가 되었다가 반대 여론이 생기며 주춤했다. 나는 반대하는 사람들과 맞서 싸울 생각이 없다. 또 이 방식만 맞다고 옹호하지도 않는다. 각자 자신의 기준이 있고 사람마다 느끼는 것이 다른데 그것을 흑백논리로 판단하고 싶지 않았다.

다만 나는 내가 체험한 것만 신뢰하는 사람으로서 느낀 그대로를 솔직하게 말해왔다. 나처럼 꾸준히 실천한 사람들이 있기 때문일까? 요즘은 유명 운동 선수들도 간헐적 단식으로 식이방법을 바꾸는 경우가 늘어나고 있다.

나는 꾸준히 내 몸의 데이터를 만들고 분석하면서 다양한 외부 요인들이 몸에 어떤 영향을 미치는지 분석했다. 그리고 간헐적 단식을 실천하고 공부하면서 우리 몸의 호르몬이 미치는 영향, 식품회사와 제약회사의 진실, 식생활과 관련된 우리의 고정관념 등에 대해서도 알게 되었다. 그리고 이제 내가 알고 있는 것을 나누고 싶다는 생각이 들었다. 물론 내가 알고 있는 것이 절대 정답은 아니다. 다만 32년간 몸을 만들고 관리한 사람이 간헐적 단식을 하며 알게 된 것들을 나누고 싶을 뿐이다. 원래 좋은 걸 보면 "그거 너무 좋더라!" 하고 권하고 싶지 않은가? 나만 알고 있는 중요한 정보가 있으면 "이것 한 번 봐봐!" 하고 알려주고 싶지 않은가? 지금 내 마음이 그렇다. 나는 간헐적 단식을 통해 음식과의 전쟁을 끝낼 수 있었고, 인생이 훨씬 즐겁고 재미있어졌기 때문이다. 나는 지금 이 책을 보고 있는 여러분의 삶 또한 그러길 바란다.

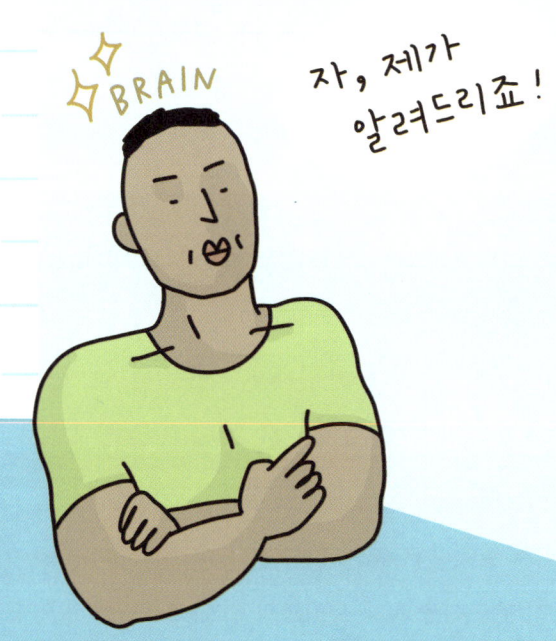

"16시간이나 굶으라구요?"

간헐적 단식, 제대로 실천하기

2

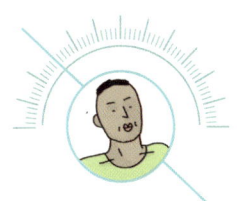

비만은 영양 결핍 상태다

내가 다이어트를 도와준 사람 중에 도상현이란 친구가 있다. 처음 만났을 때 상현이는 185kg의 초고도비만이었다. 뚱뚱한 몸 때문에 취업을 할 수 없었고, 고혈압과 당뇨로 힘들어하고 있었다.

비만의 원인은 단순하다. 우리 몸이 필요로 하는 것보다 더 많은 음식을 섭취하고, 진짜 영양소가 아닌 가짜 영양소만 먹기 때문이다. 내가 어릴 때와 달리 요즘 아이들은 풍요롭게 먹고 운동을 하지 않는다. 비만을 방지하려면 필요 이상 먹지 말아야 하며, '클린푸드'를 섭취하고 필수 영양소가 결핍되지 않도록 해야 한다.

나는 비만인 사람들을 보면 뚱뚱하다는 생각보다 '영양이 결핍된 상태구나' 하는 생각을 먼저 한다. 햄버거, 튀김, 각종 스낵, 음료수 등 칼로리만 높은 음식을 먹고, 우리 몸에 꼭 필요한 필수영양소는 부족한 상태인 것이다. 상현이도 그랬다. 상현이는 엄청난 거구였지만 그 친구의 몸에는 영양소가 아닌 찌꺼기들만 있었다. 단식으로 몸을 청소하고, 진짜 영양소를 공급하는 것이 시급해보였다.

사실 비만인 사람이 간헐적 단식을 하는 것이 가능한지 여부에 대해선 의견이 분분하다. 하지만 상현이의 경우 아주 건강하게 몸무게를 약 100kg 가까이 감량했다. 약 8개월 만에 벌어진 일이었다. 사실 나도 상현이가 어느 정도 해낼 수 있을지 알 수 없었다. 나야 평생 몸 관리를 해온 사람이라 식이조절이 익숙하지만, 상현이는 그동안 고칼로리 음식을 아무 때나 먹던 친구다.

"상현아, 견딜 만하니?"

"네. 처음 시작했을 때는 하루만 굶어도 못 견딜 줄 알았어요. 그런데 현기증도 없고, 몸 상태도 괜찮아요."

"좋아. 오늘은 10kg 감량 기념으로 같이 생선구이와 굴밥 먹으러 가자."

상현이는 평소에는 7대 영양소가 골고루 담긴 건강식을 먹었고, 매일 나와 함께 보라매공원과 남산을 걸으며 운동을 했다. 상현이가 체격이 커서 웨이트는 무리가 갈 수 있었기에 처음에는 걷기만 꾸준히 했다. 간헐적 단식과 걷기를 병행한 지 10일이 지난 무렵 복부에 있던 살이 많이 빠져서 바지가 흘러내렸다. 그래서 내 군용벨트 두 개를 연결한 벨트를 만들어줬다. 살이 빠질 때마다 나는 벨트에 구멍을 더 뚫어주었는데, 얼마 지나지 않아 바지를 새로 사야 했다.

도전 100일이 되었을 때 상현이는 체중을 50kg가량 감량했다. 음식은 7대 영양소가 풍부하게 포함된 도시락으로 하루 한 끼만 먹었고, 근력 운동을 시작하면서부터 과일과 단백질 등을 더 추가해서 먹었다. 그리고 우리는 10kg이 빠질 때마다 포상의 개념으로 평소 먹고 싶은 음식을 먹었다. 생선구이, 오리구이, 찜닭 등을 먹고 뷔페에 가기도 했다.

상현이의 경우 비만으로 인해 건강이 나빠진 상황이었고, 취업을 하겠다는 뚜렷한 목적이 있었기 때문에 각오가 남달랐는지 모른다. 상현이는 기본적으로 클린식스틴을 실천했으나 24시간의 공복을 가질 때도 있었다. 배고픔을 느끼는 때도 있었지만 조금만 참으면 밥을 먹을 수 있다는 생각 때문에 행복하게 기다릴 수 있었다고 한다.

간헐적 단식을 시작하기 전 상현이의 혈당과 혈압을 걱정하지 않았던 것은 아니다. 하지만 100일이 지날 무렵부터 혈당과 혈압이 정상 수준으로 떨어졌다. 그리고 저혈당으로 인해 어지럽거나 몸이 힘든 것을 느끼지는 못했다고 한다. 상현이는 성가실 만큼 괜찮냐고 자주 물어보는 나와 트레이너들에게 항상 밝은 얼굴로 대답했다.

"걱정했던 것보다 좋아요. 별로 힘들지 않아요."

자다가 다리의 경련이 일어나는 증상도 시간이 지날수록 점점 사라졌다.

"상현아. 지금처럼 꾸준히 가다 보면 결국은 몸이 변하게 되어 있어. 힘내자."

"맞아요. 정말 한 번에 잘할 수 없어요. 꾸준히 나아갈게요."

정말 상현이처럼 한걸음씩, 천천히, 꾸준히 한다면 누구나 다이어트에 성공할 수 있다. 상현이는 몸을 비우고, 운동하고, 다시 좋은 것으로 채워주는 과정을 통해 무려 100kg이나 건강하게 뺄 수 있었다. 더 대단한 것은 나처럼 7년째 요요

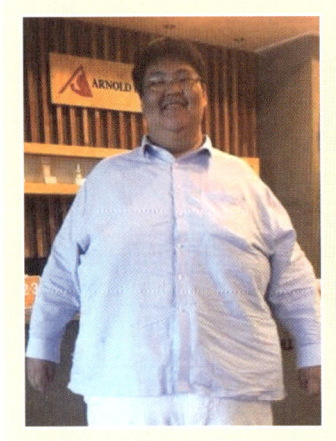
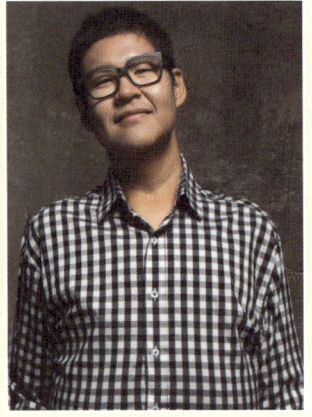

BEFORE　　　　　　　　AFTER

없이 건강한 몸을 유지하고 있다는 점이다.

간헐적 단식을 하고 싶은데 혈압약과 당뇨약을 모두 끊어야 하냐고 묻는 분이 계신다. 내 대답은 당연히 'No'다. 상현이를 비롯한 여러 분들이 단식을 통해 혈압과 혈당을 약 없이 조절하고 있지만, 무작정 약을 끊는 건 위험하다. 단식을 하면서 몸의 반응을 살펴보고 조금씩 약을 줄여가는 게 바람직하다.

간헐적 단식을 한다면서 공복을 갖기만 하고 음식에 신경을 쓰지 않으면 대사질환이 개선되는 것에도 도움이 되지 않는다. 공복으로 몸을 청소한 뒤 좋은 영양소로 채워야만 몸이 회복되기 때문이다. 몸이 회복되면 혈당과 혈압이 저절로 조절되고 살도 빠진다. 아스팔트처럼 딱딱한 땅 위에는 어떤 씨앗을 뿌려도 성장하지 못한다. 땅을 갈아엎고 충분한 영양소를 주어야만 씨앗이 자랄 수 있는 환경이 마련된다. 즉, 살을 빼고 싶다면 우리 몸이 살을 뺄 수 있는 건강한 환경으로 만들어주는 것이 우선이다.

왜 살이 찌는지 궁금해하는 분들이 있다. 라면, 빵, 과자 등을 적은 양밖에 먹지 않았다고 한다. 적은 양을 먹는데도 살이 찌는 것은 영양소가 불균형하기 때문이다. 그런 분들이 나의 어마어마한 식사량을 보면 깜짝 놀란다.

우리 몸의 필수영양소는 탄수화물, 단백질, 지방, 무기질, 비타민, 물 등이다. 그중 탄수화물과 지방, 단백질은 에너지영양소이고, 비타민과 무기질, 물은 조절영양소이다. 조절영양소는 열량을 태우는 역할을 한다. 필수영양소가 균형 있고 충분하게 공급되면 우리 몸의 열량은 깨끗하게 태워지고 밖으로 배출된다. 다시 말해 영양소가 불균형하면 몸은 비만해진다.

그런데 우리가 즐겨 먹는 가공식품에는 필수영양소가 골고루 들어 있지 않다. 탄수화물, 지방, 단백질이 충분하게 있어도 비타민과 무기질, 물이 부족하기 때문에 열량을 태울 수가 없다. 젖은 종이에 불을 붙이면 어떻게 되는가? 타다 말고 재가 된다. 이렇듯 우리가 경각심 없이 먹는 가공식품은 우리 몸에 찌꺼기로 남는다. 무엇을 어떻게 먹을지 신중해야 하는 이유다.

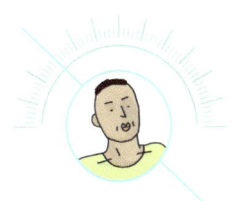

다이어트 고수가 점점
살 빼기 어려운 이유

배역을 위해 20kg 이상 살을 찌웠다가 금방 살을 빼는 연예인들을 보면 그들이야말로 진정한 다이어트의 고수란 생각이 든다. 연예인들이 역할 연기를 위해서, 새로운 곡으로 음악방송 컴백을 앞두고 한 극한의 다이어트에 대한 인터뷰도 자주 볼 수 있다. 기사를 읽어 보면 닭가슴살과 고구마, 채소, 생선, 두부만 먹고 하루 5~8시간 유산소운동과 웨이트트레이닝을 한다고 한다. 간혹 무리한 다이어트로 쓰러진 연예인의 소식도 심심치 않게 접할 수 있다. 보통 독기로는 할 수 없는 일이라고 생각한다.

 "다이어트 많이 해보셨어요?"

살을 빼기 위해 관련 병원을 찾으면 많은 원장님들이 제일 먼저 하는 질문이다. 처음이라고 대답하는 사람이 찾아왔다면 원장님들은 속으로 기뻐한다고 한다. 다이어트를 자주 하는 사람보다 처음인 사람이 훨씬 쉽게 살을 뺄 수 있기 때문이다.

소위 다이어트 고수들은 자신만의 다이어트 비법이 있다. 그래서 어떻게 살을 뺐는지 물어보면 술술 이야기한다. 현미밥에 채소류만 먹고 살을 뺀 사람도 있고, 두부와 닭가슴살 등 단백질 종류만 먹고 뺀 사람도 있다. 그런 사람들은 내심 '살이 쪄도 뺄 수 있다'는 자신감이 있다. 그리고 실제로 처음에는 그렇다.

하지만 처음에는 10킬로그램 이상 쉽게 감량했던 사람도 시간이 지날수록 감량 수치는 적어지고 아예 효과가 없는 경우도 있다. 그럴 때는 다시 최신의 새로운 다이어트 방법을 찾아서 시도해본다.

우리 몸은 놀라운 능력을 갖고 있다. 우리 몸의 항상성과 관련된 이론 중에 '세트포인트'란 것이 있다. 몸은 항상 일정한 체중에 머무르려는 성질이 있다는 것이다. 그래서 이 이론을 처음 주장한 사람은 다이어트를 통해 감량한 체중을 유지하려면 최소 6개월은 필요하다고 한다. 다이어트 후 요요 없이 체중을 유지하는 사람의 비율이 극히 적은 이유이기도 하다. 즉, 대부분의 사람들이 요요를 경험하며, 또 한편으로 요요 현상을 당연한 것으로 받아들이기도 한다.

체중은 뇌에 의해 조절되는데, 이때 관여하는 호르몬이 '렙틴'이다. 처음에는 많이 먹어서 살이 찌지만, 어느 순간 많이 먹지 않아도 살이 찐다. 음식 조절과 운동으로 빠지던 살은 어느 순간 빠지지 않는다. 이유는 딱 하나다. 적정 체중을 조절하는 호르몬이 망가졌기 때문이다. 특히 유행하는 다이어트를 섭렵하며 살이 빠졌다 쪘다를 반복한 사람들이 겪게 되는 일이다.

호르몬에 대해 알면 내 몸이 어떤 메커니즘에 의해 살이 찌고 빠지는지, 어떻게 이 호르몬을 이용해 쉽게 살을 빼고 체중을 유지할 수 있는지 알 수 있다.

우리 뇌를 조선 왕조의 왕이 기거하는 곳이라고 생각해보자. 그리고 지방 세포는 그 나라에 살고 있는 선량한 백성이다. 태평성대라 다들 배불리 먹으며 지내고 있다. 그런데 왕은 자신의 백성들이 잘 먹고 잘 살고 있는지 너무 궁금했다. 그래서 백성들이 어떻게 지내는지 알아보라는 명을 내리지만, 아무도 소식을 전해오지 않는다. 사실 백성들은 왕의 명

령에 즉각 반응하여 소식을 전했다.

"전하! 잘 먹고 잘 살고 있사옵니다! 배가 충분히 부르옵니다!"

그런데 이 소식은 어찌된 일인지 왕에게 전해지지 않았다. 배가 부르다는 백성들의 말이 바로 렙틴이다. 이미 에너지가 충분해서 그만 먹어도 된다는 신호인 렙틴 호르몬이 전날뇌지 않자, 뇌는 우리 몸이 굶주리고 있다고 판단한다. 그래서 식욕을 돋게 하고 칼로리 소모를 최소화한다. 그 결과 몸의 대사가 떨어졌음에도 계속 입맛이 도는 상황이 발생한다. 이렇게 충분히 배가 부르다는 렙틴 호르몬의 신호가 뇌에 닿지 못하는 것을 '렙틴 저항성'이라고 한다.

렙틴이 정상적으로 작동하면 우리 몸은 저절로 체중을 조절한다. 렙틴 호르몬이 충분히 먹었다는 신호를 보내면 뇌는 식욕을 억제한다. 문제는 이 중요한 호르몬 체계가 망가진 사람들이 많다는 것이다.

현대인은 너무 많이 먹는다. 이미 배가 부른데도 뇌는 계속 먹으라는 신호를 보낸다. 호르몬 체계가 망가졌기 때문이다. 그 결과 살이 찌는 몸으로 변하게 된다. 호르몬은 중요한 신호 체계다. 이것을 무시하고 살을 빼겠다는 일념으로 칼로리를 제한하거나, 미친 듯이 운동만 한다면 다이어트가 고통스러워진다.

많은 사람들이 배가 부르다는 몸의 신호를 무시한다. 그러다 보면 렙틴 민감성이 떨어지고 저항이 생긴다. 결국 몸이 아무리 배부르다고 외쳐도 뇌는 그만 먹으라는 신호를 보내주지 않게 된다. 양치기 소년이 "늑대가 나타났다!"를 재미삼아 계속 하다 보니 나중에는 진짜 늑대가 나와도 사람들이 내다보지 않았던 것처럼 말이다.

"배불러. 그런데 맛있다."

자기 양을 초과해서 먹는 사람들이 배를 두드리며 하는 말이다. 사람들은 배가 불러도 수저를 내려놓지 못한다. 그 이유가 뭔지 아는가? 바로 우리가 즐겨먹는 가공품에 들어 있는 액상과당 때문이다.

체중조절과 관련된 호르몬은 렙틴, 그렐린, 인슐린 등이 있다. 그중 그렐린은 배가 고프다는 신호를 보내는 호르몬이고, 렙틴은 배가 부르다는 신호를 보내는 호르몬이다. 충분히 먹어서 배가 부르다고 몸이 렙틴 호르몬을 내보낸다. 이때 액상과당이 들어오면 렙틴의 수치가 떨어지게 된다. 그래서 배가 불러도 자꾸만 먹고 싶어지는 것이다.

간헐적 단식을 하는 분들 중 많은 분들이 이런 궁금증을 갖는다.

"가공품은 먹지 말라고 하셨잖아요. 그런데 저는 그거 먹고도 살을 뺐거든요. 클린식스틴 지키고 8시간 안에 제가 먹고 싶은 음식을 배불리 먹었어요. 운동은 매일 만 보씩 꾸준히 걸었습니다. 이렇게 해서 효과를 보고 있는데 잘못된 방법인 걸까요?"

가공품을 먹고도 살이 빠지는 이유는 간단하다. 햄버거 5개를 하루 동안 먹으라면 먹을 수 있다. 반대로 한 끼에 5개를 먹으라고 한다면 먹을 수 있을까? 하루 동안 먹는 것이라면 햄버거 5개를 먹는 일은 별로 어렵지 않다. 그러나 한 끼에 다 먹기는 어려울 것이다. 다시 말해 햄버거를 먹고도 살이 빠지는 건 음식을 먹는 시간과 횟수가 줄어들면서 먹는 양도 줄었기 때문이다. 그러니 당연히 살이 빠진다.

하지만 간헐적 단식의 진정한 목표는 단순한 체중 감량이 아니다. 공복으로 몸을 청소하고 좋은 영양소를 섭취하여 건강을 회복하는 것이다. 그래서 살이 저절로 빠지게 하는 것이다. 그런데 가공식품으로는 우리 몸을 건강하게 만드는 좋은 토양을 만들 수 없다. 어떤 선택과 그로 인한 결과는 항상 자신의 몫이다.

학창 시절 나는 공부와 담을 쌓고 살았다. 공부를 싫어하기도 했고 운동하느라 시간도 없었다. 그런 내가 매일 책을 읽고 외국 논문까지 찾아 읽는 걸 당시 학교 선생님들이 알게 된다면 깜짝 놀라실 거다. 내가 이렇게 공부하는 이유는 내 몸은 바로 나의 것이기 때문이다. '당연한 것 아닌가?'라고 생각할지 모르지만, 실제로 많은 사람들이 몸을 자신의 것이라고 생각하지 않는다.

  우리는 살이 찌면 그 원인을 생각해보려고 하지 않고 트레이너에게 달려간다. 몸이 아파도 이유를 생각하기보다는 바로 의사를 찾는다. 한 번 생각해보자. 내 몸이 정말 나의 것이라면 몸에 뼈가 몇 개이고, 어떤 과정을 거쳐서 소화가 일어나고, 잠을 못 자면 왜 식욕이 당기고, 어떨 때 감기에 걸리는지 등을 알아야 하지 않을까? 몸이 아플 때 약으로 증상을 덮어버리지 말고 내가 어떤 이유 때문에 아픈지 알아야 한다.

  자신의 몸에 대해 알게 되면 가공품이 '해독할 수 없는 독약'을 몸에 붓는 것과 같다는 것을 이해하게 된다. 아는 것이 힘이다. 이는 단식을 실천하는 경우에도 해당된다.

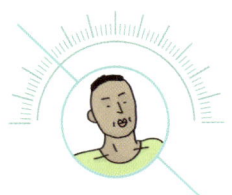

'유지어터'의 비율은 고작 0.2%다

나는 지금보다 체중을 더 감량해야 하는 상황이 생기면 어렵지 않게 해낼 수 있다. 또 누가 찾아와도 도와줄 수 있다. 물론 나의 지도를 잘 따라한다는 전제 하에 그렇다. 나는 32년간 내 몸과 타인의 몸을 관리해온 경험을 통해 어떻게 하면 살이 찌고, 어떻게 하면 살이 빠지는지 알고 있다. 문제는 요요다. 즉, 유지가 되느냐 마느냐다.

그동안 많은 분들에게 다이어트에 대한 조언을 해주고, 살을 빼주기도 했지만 대부분 유지가 되지 않는다. 나는 수업료를 받고 몸을 만들어드렸으니 손해 본 게 없지만 그분들에게 남은 건 무엇일까? 힘들게 돈을 벌어서 좋지 않은 음식을 사 먹고, 그것이 원인이 되어 헬스장을 찾아오는 분들을 보면 솔직히 안타깝다. 어쨌든 다이어트를 위해 비용과 시간을 지불했다면 당연히 성과가 유지되어야 하지 않을까?

'100일간의 약속'으로 나와 함께 체중 감량을 했던 분들 중에도 요요가 온 경우에는 나를 만나러 오지 않는다. 만나자고 연락을 해도 이런저런 핑계를 댄다. 그분들이 어떤 상황에 처해 있는지 보지 않아도 알 수 있을 것 같다.

세상엔 2만 가지가 넘는 다이어트 방법이 있다고 한다. 기름기 많은 고기와 정제 탄수화물을 배제하고 현미채식을 하는 사람들도 있고, 일명 구석기 다이어트라고 하는 팔레오 다이어트를 하는 사람들도 있다. 최근엔 탄수화물의 섭취를 줄이고 지방을 늘리는 저탄고지가 각광을 받고 있다. 단백질 위주의 보디빌더식은 오랫동안 많은 사람들이 효과를 보고 있는 방법이다.

"살 빼기에 가장 좋은 식단을 추천해주세요."

이렇게 묻는 사람들의 마음속에 '그동안의 방황을 끝낼 완벽한 식이요법'에 대한 열망이 담겨 있음을 안다. 나는 이렇게 대답한다.

"저탄수화물 식사를 하면 살은 무조건 빠져요. 보디빌더식도 살이 빠집니다. 황제다이어트, 현미채식 모두 효과가 있어요. 지금 제가 하고 있는 간헐적 단식으로도 살을 뺄 수 있어요. 사실 살을 빼는 건 가장 쉬운 일입니다."

살을 빼는 게 가장 쉬운 일이라니? 살을 빼느라 고생하고 있는 다이어터들이 들으면 화가 날 이야기라는 것을 안다. 하지만 의지가 있다면 단기간 동안 살을 빼는 건 그리 어려운 일이 아니다.

웨딩 촬영을 앞둔 신부와 여름 휴가에 입을 수영복을 장만해둔 사람들처럼 미용을 목적으로 살을 빼려는 사람, 병원에서 지금 살을 빼지 않으면 위험하다는 소리를 들은 사람은 모두 다이어트에 성공한다. 목표가 있고 전략이 있다면 누구에게나 가능한 일이다. 문제는 그것을 유지하기가 어렵다는 점이다.

17세부터 몸을 만들어온 나도 몸을 요요 없이 유지하는 것은 참 어려웠다. 트레이너로서 사람들에게 살찐 모습을 보이고 싶지 않다는 자존심이 나를 채찍질했다고 할까? 그러나 나도 마음을 놓는다면 언제 배 나온 아저씨가 될지 모를 일이다.

헬스장을 찾으면 보통 트레이너가 다음과 식단을 짜준다.

8시	물
9시	사과 1개
12시	밥 반 공기와 반찬, 찌개는 국물을 먹지 말 것
15시	바나나 1개와 방울토마토 10개
18시	바나나 1개와 닭가슴살 100g
19시	웨이트 1시간, 유산소 50분
21시	달걀 흰자 3개, 샐러드
23시	달걀 흰자 2개

다이어트 식단은 단백질 50%, 지방 10%, 탄수화물 40%의 비율로 구성된다. 이렇게 식단을 조절하면서 트레이너의 관리를 받으면 단기간 내에 감량이 가능하다. 다이어터는 매일 정해진 식단을 준비하고 시간에 맞춰 먹으며 빨리 목표 체중에 도달하길 기다린다. 냄새도 맡기 싫은 달걀 흰자를 억지로 입에 욱여넣고, 퇴근 후 피곤한 몸을 이끌고 헬스장을 찾아서 강도 높은 운동을 하면서 말이다. 마침내 목표를 이루면 환호성을 지르며 다이어트에 마침표를 찍는다.

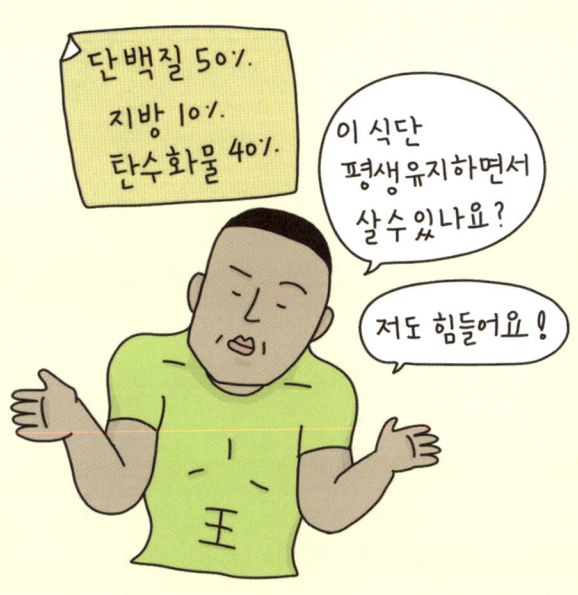

그리고 일상으로 돌아가면 요요는 당연한 수순이 된다. 끊임없이 자신의 의지력을 테스트하며 식이조절을 하는 것에는 분명한 한계가 있기 때문이다. 그건 나 아놀드 홍도 평생 해내기 어렵다. 요요 없는 다이어트는 있을 수도 있고, 없을 수도 있다.

"지금 여러분이 하고 있는 다이어트 평생 할 수 있습니까? 그렇다면 요요는 없을 것입니다. 그러나 평생 할 수 없습니까? 그럼 요요가 반드시 올 겁니다."

간헐적 단식을 몰랐더라면 나도 이 몸을 유지하는 것이 쉽지 않았을 것이다. 간헐적 단식을 통해 내가 얻은 가장 큰 자유는 몇 칼로리를 먹었는지 계산하지 않고, 몸에 좋고 맛도 좋은 음식을 마음껏 먹을 수 있다는 것이다. 다이어트에 성공해서 체중을 3년 이상 유지하는 사람이 전체 0.2%밖에 되지 않는다고 볼 때 나는 꽤 성공적인 유지어터가 분명하다. 그리고 이것은 클린식스틴을 사수하고 클린푸드를 먹을 준비가 된 사람이라면 누구나 할 수 있는 일이다.

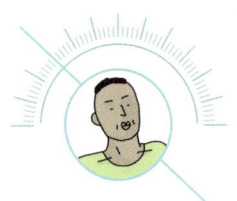

인슐린 스위치를 내려라!

보통 보디빌딩 선수들은 시합 날 물도 마시지 않는다. 그래서 너무 목이 마르면 사탕을 빨아 먹는다. 나는 2006년 은퇴 후 11년 만인 2017년부터 간헐적 단식을 실천하며 대회 출전을 했고 총 12개 대회에서 8번 우승을 했다. 대부분의 선수들은 시합을 앞두고 '수분 끈다'며 물도 마시지 않지만, 나는 2리터 사이즈의 물을 하루 4통 정도 마시고 있다.

매일 충분한 물을 마시다 보니 목마를 틈이 없다. 하지만 선수들은 당연히 나도 목이 마를 거라고 예상하고 사탕을 건네준다. 보통은 거절하지만, 그냥 받기만 하기도 한다. 하지만 먹지는 않는다. 사탕이 우리 몸의 살찌는 호르몬을 자극한다는 걸 잘 알고 있기 때문이다. 보통 보디빌더들이 시합을 끝내고 나면 끙끙 앓는다. 하지만 나는 그 다음날도 똑같이 운동한다.

  살이 찌는 사람들은 공통적으로 물을 마시지 않는다. 물의 힘은 정말 강력하다. 우리 몸을 깨끗하게 청소해주고, 배고픔을 덜어주는 훌륭한 도구이다. 먼지 때문에 우리 몸을 청소한다며 삼겹살을 먹는다고 하는데 전혀 그럴 필요 없다. 물이면 충분하다.

  또 많은 사람들이 다이어트를 하면서 '제로 칼로리'의 함정에 빠진다. 칼로리는 0이라 해도 인공설탕이 들어 있는 것들은 우리 몸을 살찌게 만드는 호르몬을 자극한다. 우유, 천연 과일주스, 코코넛워터, 아몬드워터 등도 마찬가지다. 이 호르몬의 이름은 바로 '인슐린'이다.

앞에서도 이야기했지만 우리 몸의 체중조절과 관련된 호르몬은 렙틴, 그렐린, 인슐린 등이 있다. 효율적으로, 또 건강하게 살을 빼고자 한다면 호르몬에 대해 알아야 한다. 그 중 가장 중요하게 다루어야 할 호르몬을 하나만 꼽으라면 단연 '인슐린'이다. 인슐린이 조절되면 다른 호르몬들도 정상적으로 조절되기 때문에 다이어트 성공을 위해서는 인슐린의 생성을 최소화해야 한다.

인슐린은 혈중 포도당을 지방으로 바꿔 몸에 축적함으로써 혈당을 낮춘다. 그리하여 인슐린이 많이 만들어질수록 몸에 지방이 쌓이게 된다. 반대로 인슐린이 생성되지 않으면 지방이 축적되지 않는다. 인슐린 생성을 촉진시키는 대표적인 것이 탄수화물이고, 거의 영향을 미치지 않는 것은 지방이다. 다음은 혈중 인슐린 수치를 줄이는 방법이다.

1. 탄수화물보다는 지방의 섭취를 늘린다.
2. 가공식품과 정제 탄수화물을 섭취하지 않는다.
3. 단백질도 인슐린 수치를 올리므로 과잉 섭취하지 않는다.
4. 단 음식의 섭취를 줄인다.
5. MSG 섭취를 줄인다.
6. 자주 먹는 식습관을 피한다.

간헐적 단식에 대해 알기 전까진 나도 호르몬의 중요성을 크게 깨닫지 못했다. 그런데 호르몬에 대해 알지 못하면 왜 살이 찌고 빠지는지 이해하기 어렵다. 특히 비만인 사람들은 호르몬 체계가 무너진 경우가 많다. 살을 빼고 싶다면 인슐린이 비정상적으로 자주 자극되는 일을 피해야 한다.

우리 몸의 인슐린 스위치를 올리는 건 탄수화물과 당분이다. 빵, 떡, 국수, 라면, 주스가 인슐린을 자극하고 살을 찌게 한다는 건 대부분 알고 있다. 그러나 시리얼, 요거트, 0칼로리 탄산음료 등 다이어트에 도움이 된다고 알려진 음식들도 인슐린을 자극한다. 음식 맛을 살려주는 액상과당, MSG는 인슐린을 치솟게 하는 주범이다. 가공품을 주의해야 하는 이유가 여기에 있다.

순수한 살코기 단백질도 의외로 인슐린을 자극한다. 탄수화물, 단백질, 지방 순으로 인슐린을 자극한다고 보면 된다. 지방이 가장 인슐린을 덜 자극하기 때문일까. 요즘 포화지방이 풍부한 삼겹살과 같은 육류와 버터, 치즈를 주식으로 하는 '저탄고지'에 대한 관심이 커지고 있다. 저탄고지 식단은 탄수화물의 포도당이 아닌, 지방에서 나오는 케톤을 에너지 원료로 사용해서 체지방을 줄이는 방식의 식이요법이다.

다이어트를 할 때는 어떤 음식을 먹느냐도 중요하지만 언제 먹느냐도 중요하다. 음식을 하루 두 끼만 먹으면 인슐린도 두 번만 분비되지만, 세끼에 간식까지 먹는다면 당연히 여러 번 인슐린이 분비된다. 이렇게 인슐린이 지속적으로 분비되면 우리 몸의 인슐린 민감도가 떨어진다.

음식의 양보다는 빈도가 중요하다. 몸이 소량이라도 인슐린을 분비하기 시작하면 우리 몸은 지방을 태우는 대사를 멈춘다. 그래서 나는 사탕 한 알이라도 신중하게 먹는다. 한번 인슐린이 급증하면 우리 몸은 48시간이 지나서야 지방을 태우는 몸으로 다시 전환된다. 그러니 이런 음식들을 피하거나 자주 먹지 말아야 한다. 몸이 스스로 지방을 태우는 것을 방해하다 보면 당연히 살이 찔 수밖에 없다.

적게 먹는데 살이 찐다고 생각하는 사람이 있다면, 혹시 너무 자주 먹는 것은 아닌지 살펴보자. 다이어트를 할 때 가장 나쁜 습관 중 하나가 음식을 자주 먹는 것이다. 비록 양이 적더라도 하루 네다섯 끼를 조금씩 먹는다면, 한 끼만 왕창 먹는 사람들보다 더 살이 찐다.

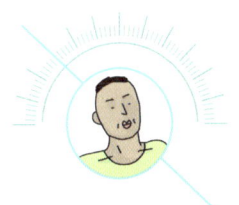

물은 가장 뛰어난 청소부다

우리 민족처럼 밥을 중요하게 여기는 민족이 또 있을까?
"식사하셨어요?"
"언제 밥 한 번 먹읍시다."
인사를 할 때도 밥이 등장한다. 걱정할 때도 밥은 먹고 다니냐고 묻는다. 약속을 잡을 때도 "밥은 어디서 먹을까?"라고 한다. 식구(食口)도 '한 집에 함께 살면서 끼니를 같이 하는 사람'이란 뜻이다.

   살 수 있는 시간이 하루뿐이라면 무엇을 하며 보내고 싶냐 사람들에게 물으면 대부분 "소중한 사람들과 맛있는 것을 먹고 싶다"라고 대답한다. 한국인이 밥에 대해 갖고 있는 이 특별한 정서를 모두 이해할 수는 없지만, 매우 중요하고 소중하게 여겨지는 것임에는 틀림없는 것 같다.

이렇게 특별한 의미로 사용되는 밥과 별개로, 요즘 사람들이 지나치게 먹는 즐거움에 빠져 있다는 생각이 든다. TV에는 다른 듯 비슷한 콘셉트의 '먹방'이 넘쳐나고, 각종 SNS에서도 음식 관련 콘텐츠가 인기다. 사람들은 그런 정보들을 이정표 삼아 맛집을 찾아다닌다. 인기가 많은 집은 몇 시간씩 줄을 서서 기다려야 먹을 수 있기도 한다. 밤늦도록 술집에는 불이 켜져 있고, 음식을 배달하는 오토바이는 24시간 바삐 달린다. 우리는 정말이지 너무 많이 먹고 있다. 아이러니한 것은 그러면서 '건강'과 '다이어트'라는 키워드가 하나의 세트처럼 항상 붙어 있다는 사실이다. 과연 우리는 살기 위해 먹고 있는 걸까, 먹기 위해 살고 있는 걸까.

서양 의학의 선구자 히포크라테스는 "음식으로 고칠 수 없는 병은 약으로 고칠 수 없다"라고 말했다. 나쁜 음식을 끊고 좋은 음식을 먹음으로써 몸을 고칠 수 있다. 우리 몸에는 탄수화물, 지방, 단백질, 무기질, 비타민, 섬유질, 수분 등 7대 영양소가 고루 필요하다. 그래서 그중 하나라도 부족하면 우리 몸은 배가 고프다는 신호를 보낸다.

"음식을 먹어도 속이 허하다."

"방금 전에 점심 먹었는데 왜 벌써 배고프지?"

이렇게 분명히 음식을 먹었는데도 배고픈 느낌이 들 때가 있다. 이유는 간단하다. 필요한 영양소가 들어오지 않았다고 몸이 신호를 보내는 것이다. 비만인 사람들이 계속 음식을 입에 달고 사는 것이 이런 이유다. 입이 즐거운 인스턴트 음식을 잔뜩 쌓아 두고 먹어도 허기는 가시지 않는다.

나는 지금까지 140kg 이상의 고도비만인 분들을 100명 가까이 지도해왔다. 그리고 그분들이 공통적으로 물을 잘 마시지 않는다는 걸 알게 되었다.

생명체는 물 없이 살 수 없다. 물의 필요성과 중요성은 아무리 강조해도 지나치지 않는다. 특히 인체는 70%가 수분이고, 혈액의 80%도 수분이다. 음식은 먹지 않고도 2~3주 버틸 수 있지만, 물을 마시지 않고는 100시간도 견디기 어렵다. 체내 수분이 20% 이상 손실되면 사망에 이르는데, 그렇게 되기까지 걸리는 시간은 고작 10여 일이다.

인체 내에서 수분은 매우 다양한 역할을 한다. 가장 중요한 임무는 섭취한 모든 영양분을 녹이고 흡수한 뒤 혈액과 함께 몸속 구석구석을 돌면서 각 세포에 에너지를 공급하고, 노폐물과 독성 물질을 몸 밖으로 배출하는 것이다. 또 체내 모든 공간을 채우며 세포들을 연결하고, 뇌의 활동도 활발하게 하며, 골수 속 혈액 생산 시스템을 정상화시켜 면역 체계의 효능을 높인다. 그리고 폐 속 산소를 집약해 적혈구가 산소를 품는 능력을 증가시키며, 세로토닌과 멜라토닌 같은 호르몬 생산에 관여해 수면 리듬을 만들기도 한다. 이 밖에 체온 조절, 피부 노화 방지, DNA 손상 방지 및 회복 등 세세하게 열거하자면 끝이 없다.

이렇게 중요한 수분이 부족하면 생기는 가장 큰 문제가 진짜 허기와 가짜 허기를 구분하지 못하게 되는 것이다. 뇌의 시상하부에서 보내는 갈증과 배고픔의 신호가 같기 때문이다. 충분히 식사를 했는데 얼마 지나지 않아 또다시 허기가 느껴진다면, 과연 진짜 배가 고픈 건지, 물을 마셔야 하는 건 아닌지 살펴봐야 한다. 그 허기는 많은 경우 수분을 보충하라는 신호일 가능성이 크다. 갈증을 느낀다는 것은 몸에서 이미 탈수가 진행되고 있다는 뜻이기도 하다.

배가 고플 때마다 습관적으로 무언가를 먹는다면 이제는 건강을 위해 음식 대신 물을 마시는 습관으로 바꿔보자. 곧 몸의 긍정적 변화를 경험하게 될 것이다.

이렇게 다이어트에 중요한 호르몬 메커니즘을 정상으로 되돌리려면, 우리 몸이 스스로를 청소할 시간을 주어야 한다. 몸에 독소와 노폐물이 남아 있으면 살을 뺄 수 없다. 집에 쓰레기 더미들을 남겨두고 주변만 청소하려고 해봤자 고약한 냄새가 가시지 않는 것과 같다. 청소를 제대로 하려면 쓰레기 더미들을 먼저 내다 버리고 집안을 구석구석 닦아야 한다. 그 도구가 될 수 있는 것이 충분한 양의 물 마시기다.

그렇다면 우리 몸의 확실한 청소원인 물은 얼마나 마셔야 할까? WHO가 권장하는 일일 물 섭취량은 '체중×33㎖'다. 체중이 60kg이라면 매일 약 2리터를 마셔야 한다는 얘기다. 나는 이보다 더 마셔도 괜찮다고 생각한다. 공식을 만들자면 '체중 25kg당 물 1리터'다. 물은 많이 마셔서 나쁠 게 없다. 충분히 쓰이고 남으면 몸 밖으로 배출된다. 현재 체중 96kg인 나는 계산상 매일 약 4리터를 마시는 게 적절하지만, 무려 10리터를 마시고 있다. 10리터라고 하면 놀라는 경우가 많은데, 나는 지금 물을 마시지 않을 때보다 훨씬 건강한 상태이다.

흔히들 물을 많이 마시면 부종이 생긴다고 알고 있는데, 그렇지 않다. 오히려 물을 적게 마시면 부종이 나타난다. 몸에서 수분이 부족하면 몸 밖으로 수분이 빠져나가지 못하도록 하는 항이뇨호르몬이 나오는데, 이로 인해 노폐물과 독성 물질을 싣고 있는 수분이 배출되지 않고 계속 머물며 몸속 구석구석을 돌아다닌다. 그러니 노폐물을 배출할 수 있을 만큼 충분한 양의 물을 마셔야 한다.

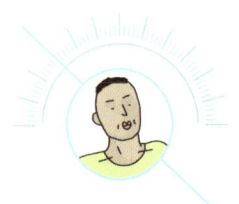

언제, 얼마 동안 단식할까?

단식을 시작하기 전 점검해야 할 것들

간헐적 단식은 정해진 시간에만 식사를 하고 그 외 시간에는 공복감을 유지하는 것을 말한다. 그러나 단순히 다이어트 방법이라기보다는, 일정 시간 공복감을 유지하면서 자신에게 적합한 식이방법을 실천해나가는 하나의 라이프 스타일이라고 할 수 있다.

간헐적 단식의 방법은 하루 24시간 중 16시간은 공복을 유지하고 8시간은 음식을 섭취하는 16:8 방법, 1주일에 5일은 하루 세끼 모두 섭취하고 나머지 2일은 500~600칼로리 정도의 제한된 음식을 섭취하는 5:2 방법 등 다양하다.

그러나 간헐적 단식을 시작하기 전에 점검해야 할 것이 있다. 당신이 간헐적 단식을 해도 몸에 무리가 없을지를 확인해야 한다. 다음 항목들에 해당한다면 절대로 간헐적 단식을 시작해선 안 된다.

- 18세 미만 어린이
- 극심한 영양실조 또는 저체중
- 임신할 계획이 있거나 임신한 상태
- 모유 수유 중인 여성

단식을 해도 상관없지만, 반드시 의사와 상담을 거치고 의사의 지시에 따라야 하는 경우도 있다.

- 당뇨병, 고혈압, 고지혈증, 저혈당증, 심장병 등의 대사성 질환 환자
- 역류성식도염 환자
- 통풍 환자

이상의 조건들에 해당하지 않는다면 간헐적 단식을 시작해

도 무방하다. 노파심에 특별히 조건 하나를 덧붙인다면, 성격상 배고픔을 못 참고 신경이 예민하며 짜증이 잦은 사람은 가급적 하지 않는 것이 좋다. 건강해지려고 하는 간헐적 단식이 오히려 스트레스를 유발해서 없던 병을 만들 수도 있기 때문이다. 그리고 표준 체중을 유지하고 있는데도 지금보다 더 마른 몸매를 갖고 싶어서 다이어트 방편으로 시작하려는 사람 역시 말리고 싶다. 자칫하면 몸이 망가진다.

자, 이상에 해당하지 않는다면 간헐적 단식을 오늘 당장 시작해도 좋다. 다음에 소개하는 방법들에 대해 살펴본 뒤 나에게 적합한 것을 선택하자. 혹은 여러 가지 방법을 접해본 후 가장 잘 맞는 것을 선택하는 것도 좋다.

간헐적 단식 방법

16:8

가장 일반적이고 쉬운 방법이다. 16시간 단식 후 8시간 안에 식사하는 패턴을 매일 반복한다. 예를 들어 저녁 8시에 마지막 식사를 마친 경우, 다음 날 정오에 식사가 가능해서 보통 아침 한 끼 정도만 거르면 되므로 부담이 없다. 개인에 따라 단식 시간을 14시간까지 줄이기도, 17~18시간까지 늘리기도 한다. 여성의 경우 14~15시간이 적당하다는 의견이 있다.

20:4
단식이 어렵지 않고 공복이 주는 효과를 더 오래 누리고 싶은 이들이 선택하는 방법이다. 20시간 단식 후 4시간 안에 식사를 마친다. 짧은 시간 내에 포만감을 충분히 느낄 수 있도록 음식 양을 조절하면서 몸에 필요한 영양을 고루 섭취하는 것이 중요하다.

24시간 단식(Eat Stop Eat)
간헐적 단식의 선구자 브래드 필론이 가장 효과적이라고 소개한 방법이다. 식사 후 24시간 동안 단식을 하고 다시 식사를 하는 패턴이다. 권장 횟수는 일주일에 1~2회이다.

5:2
영국의 저널리스트이자 의사인 마이클 모슬리(Michael

Mosley)에 의해 유명해진 단식법이다. 일주일에 5일은 평소처럼 일반식을 먹고, 2일은 하루 칼로리를 500~600칼로리로 제한한다. 보통 여성은 250칼로리, 남성은 300칼로리로 두 끼를 먹는 것이다. 이 경우 칼로리 제한 식단은 이틀 연속으로 하지 않고, 월요일 혹은 목요일 또는 화요일, 토요일 등의 방식으로 며칠에 한 번씩 실행한다.

격일 단식(Alternate-day Fasting)

하루 걸러 한 번씩 24시간 단식을 하는 고난이도 방법이다. 단식일에는 열량이 있는 것은 아무것도 먹지 않거나, 먹더라도 500칼로리 미만으로 섭취해야 한다. 초보자에게는 추천하지 않는다. 일주일의 절반을 굉장히 배고픈 상태로 잠자리에 들어야 하기 때문에 욕구 불만에 시달릴 수 있다. 장기간 실천하기에는 분명 적합하지 않다.

전사 다이어트(The Warrior Diet)

피트니스 전문가 오리 호프메클러(Ori Hofmekler)가 2002년에 개발한 방법이다. 고대 전사 부족에게서 영감을 받은 것으로 '무엇을 먹느냐 만큼 언제 먹느냐가 중요하다'는 점을 강조

한다. 낮 시간을 포함한 20시간 동안 단식을 하고, 저녁 4시간 동안 하루에 필요한 상당량의 음식을 섭취하는 것이다. 단, 모든 음식은 가공하지 않은 자연 음식이어야 하고, 고강도 운동을 병행해야 한다.

즉흥적 식사 거르기(Spontaneous Meal Skipping)
배가 고프지 않거나 바빠서 요리 혹은 식사할 시간이 없을 때 수시로 할 수 있는 방법이다.

나는 왜 '클린식스틴'을 선택했는가

나는 여러 단식법 중에서 '클린식스틴'으로 '16:8'을 실천하고 있다. 매일 새벽 4시 20분에 일어나 새벽 예배를 다녀온 후 오전 8시쯤 공복 운동으로 하루를 열고, 오후 12~2시 사이에 첫 식사를 한 뒤 저녁 8시 이전까지 모든 식사를 마친다. 이 8시간 동안 하루에 필요한 영양을 충분히, 골고루 섭취한 뒤 포만감과 만족감을 만끽하며 16시간 단식을 시작하는 것이다. 단식 시간은 최소 16시간, 어쩔 때는 20시간이 훌

쩍 넘기도 한다. 그리고 늦어도 저녁 10시에 잠자리에 든다. 잠자는 시간도 물론 단식 시간에 포함된다.

내가 이런 패턴을 만든 데는 이유가 있다. 우리 몸의 생체시계를 24시간을 기준으로 했을 때 여덟 시간 단위로 나뉘기 때문이다. 낮 12시부터 저녁 8시까지는 소화·흡수 기능이 활성화되고, 저녁 8시부터 새벽 4시까지는 면역세포가 바이러스와 싸우면서 몸속 구석구석을 청소한다. 이때 발생한 각종 노폐물과 독성 물질은 새벽 4시부터 낮 12시 사이에 땀이나 대소변을 통해 몸 밖으로 배출된다. 참고로 밤 10시부터 새벽 2시는 골든타임이다. 성장호르몬이 가장 활발하게 분비되기 때문에 나도 가급적 이 시간에는 잠을 자려고 한다. 단식을 하고자 한다면 이러한 우리 몸의 생체리듬에도 관심을 가져보길 바란다.

공복은 10시간부터 1시간씩 늘려가자

간헐적 단식의 좋은 점이자 어려운 점은 '기성복이 아닌 맞춤복'이라는 것이다. 남의 몸에 잘 맞는 옷이 나에겐 불편할 수 있다. 반드시 내 건강 상태와 라이프 스타일에 맞는 방식을 실천해야 한다. 일단 내 몸에 딱 맞는 옷을 만들면 삶의 질이 크게 올라가게 된다. 편안함, 만족감, 행복감을 동시에 느낄 수 있다.

간헐적 단식을 시작할 때 부담은 금물이다. 1년에 세 번, 한 달에 한 번, 일수일에 한 번도 좋다. 안 하는 것보단 가끔이라도 실천하는 편이 좋다. 또 처음부터 무리해서 16시간 단식을 할 필요는 없다. 수면 시간을 포함해 최소 10시간 단식부터 시작해서 한 시간씩 늘려보는 것도 방법이다. 그 패턴은 자기 몸에 맞춰 스스로 정하면 된다. 그래도 너무 배가 고프다면 그냥 먹어라. 대신 매일매일 새롭게 도전하는 마음으로 한 시간씩, 두 시간씩 좀 더 참아보는 거다.

"선생님, 저 어제 너무 힘들어서 10시간 만에 포기했어요."

괜찮다! 단식 하루 실패했다고 인생이 망가지는 건 아니다. 오늘 못 했으면 내일 다시 하면 된다. 끼니도 하루 세끼 중 한 끼를 줄이는 것부터 시작해보자. 혹은 저녁 8시 이후에는 아무것도 안 먹기로 결심하는 것도 한 방법이다. 이렇게 현실적으로 할 수 있는 것부터 실천해보라.

완벽한 사람은 세상에 없다. 대신, 포기는 절대 안 된다. 포기만 하지 않는다면 머지않아 10시간이든 12시간이든 16시간이든 자기 몸에 맞는 단식 시간을 즐기게 되고, 그 시간을 즐긴 만큼 식사할 때 행복과 만족감을 만끽할 수 있다.

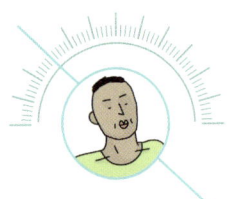

지금 먹는 음식이 나의 노후를 결정한다

100일간의 약속은 나 아놀드 홍이 11년째 재능 기부로 진행하고 있는 비만 탈출 프로젝트다. 초고도비만, 저체중, 대사성질환, 섭식장애, 우울증 등 몸과 마음의 다양한 병을 가진 분들을 대상으로 하며, 100일 동안 식이조절과 맨몸 운동을 통해 요요 현상 없는 건강한 몸 만들기가 목표다. 매년 세 번의 기수를 선발하고 매일 오전 함께 모여 운동을 한다. 철저한 식이조절과 출석 관리로 건강한 습관을 익히고 프로젝트 기간이 끝나더라도 요요 현상 없이 스스로 관리할 수 있는 방법을 가르쳐준다.

내가 이러한 사회공헌 프로젝트를 시작한 것은 부모님에 대한 죄책감 때문이었다. 나의 아버지는 강력계 형사이자 배구 선수였다. 물 대신 음료수를 즐겨 드셨고, 과일도 늘 설탕에 찍어 드시는 분이었다.

"자꾸 그렇게 드시면 병 걸려요. 건강한 음식을 드셔야죠."

내가 잔소리를 해도 그때뿐이었다. 형사 일을 그만둔 뒤에는 더욱 생활이 불규칙해지고 라면, 빵과 같은 인스턴트 음식으로 하루 한 끼도 간신히 드시곤 했다. 그러다 췌장에 암이 생겼고 62세의 나이로 돌아가시고 말았다.

아버지가 돌아가시고 2년 뒤 또 다시 비극이 찾아왔다. 우울증에 시달리던 어머니가 자살로 생을 마감하신 것이다. 다른 사람 몸은 열심히 관리하면서도 정작 소중한 부모님의 건강은 보살펴드리지 못한 자신이 몹시 원망스러웠다. 어머니까지 돌아가신 뒤 나는 심한 죄책감과 우울증에 시달렸다.

아버지의 경우 잘못된 생활패턴과 식생활이 문제였다. 그렇다면 어머니의 우울증은 어떤 이유에서 온 것일까? 가만히 생각해보니 이번에도 음식이 원인인 것 같았다. 아버지가 돌아가시고 어머니는 거의 드시지 못했다. 계속 굶다가 견딜 수 없을 때만 라면과 빵을 조금 드셨다. 제대로 된 영양 공급이 되지 못하면서 어머니의 호르몬 체계도 엉망이 되었다. 특히 행복감을 관장하는 세로토닌은 우리 장에서 85%가 만들어지는데 어머니는 그 원료가 되는 음식을 전혀 드시지 못했다. 그러다 보니 우울증이 오고, 우울증은 불면증으로 이어졌다.

이렇게 부모가 건강하지 못하면 너무 이른 시기에 자식을 남겨두고 세상을 떠날 수 있다. 또한 자식이 건강하지 못해도 부모의 가슴을 아프게 한다. 아버지와 어머니를 2년 사이에 잃고 고아가 된 나는 나 같은 사람이 더는 생기지 않길 바랐다. 그래서 내가 가진 능력으로 사람들이 건강할 수 있도록 돕기로 했다. '100일간의 약속'은 그런 마음에서 시작되었다.

100일간의 약속 참가자들의 식단은 두 가지다. 하나는 보디빌더식, 다른 하나는 간헐적 단식 식단이다. 사실 처음부터 간헐적 단식을 100일간의 약속에 적용하진 않았다. 그동안 프로젝트 참가자들은 칼로리 제한에 기반을 둔 보디빌더 식단으로 체중 감량을 했고, 그것은 항상 성공적이었다. 2013년 당시만 해도 단식을 실천하는 사람은 소수에 불과했기에 우선 나 스스로 더 경험해보면서 데이터를 쌓기로 한 것이다.

그러다 나를 따라 간헐적 단식을 직접 경험해보고 라이프 스타일로 받아들인 멘토들이 생겼고, 그들 덕분에 100일간의 약속 도전자들에게도 단식을 적용할 수 있었다. 나는 도전자들에게 30일은 간헐적 단식 식단, 30일은 보디빌더 식단을 각각 체험해볼 수 있도록 한다. 간헐적 단식이 16시간 공복을 가지고 한 끼 혹은 두 끼를 스스로 선택해서 먹는 것이라면, 보디빌더 식단은 탄수화물, 단백질, 야채를 정해진 양만큼 하루 3~4끼 먹는 것이다. 서로 다른 두 가지 식이요법을 체험해본 뒤 남은 기간에 어떤 방식으로 먹을 것인지를 스스로 선택하게 했다.

"비염이 사라졌어요. 알레르기 약을 끊어도 될 것 같습니다."

"생리불순이었는데 주기가 정확해져서 신기해요."

"혈압이 정상으로 떨어졌어요."

단식을 경험한 도전자들은 자신이 겪은 신기한 변화들에 대해 이야기했다. 내가 고질적인 근육통과 불면증에서 해방되었듯 그들도 단식을 통해 몸을 건강하게 만듦으로써 여러 질환들에서 해방된 것이다. 그리고 이 긍정적인 체험은 다이어터라면 모두가 오르고 싶어 하는 '건강'과 '다이어트 성공'이라는 정상으로 가는 새로운 길을 열어준다.

"지금 먹는 음식이 노후를 결정해요. 자꾸 인스턴트만 먹으면 정상세포가 죽고 병이 옵니다. 제발 몸 생각을 하세요."

소중한 사람들을 잃은 경험 때문일까. 나는 주변에 불규칙한 생활과 나쁜 식습관을 가진 분들에게 나도 모르게 한소리 하게 된다. 그러지 않으려고 애써도 가끔 말이 먼저 튀어나온다.

"나는 운동을 많이 해서 괜찮아."

나와 절친한 배우 분이 한 말씀이다.

"우리 아버지 이야기 해드렸죠? 그분도 운동 선수셨어요."

"아이고, 알겠습니다!"

내가 진심으로 걱정해도 자신의 건강을 과신하니 안타까울 뿐이다. 너무 늦은 후회를 하기 전에 자신을 돌보길 바란다. 자신을 위해서 할 수 없다면 주변 사람을 위해서는 어떨까? 그럼 인스턴트 음식에 손이 가더라도 한 번쯤은 망설이게 될 것이다. 당신은 누군가의 소중한 자식, 부모, 연인, 친구이기 때문이다.

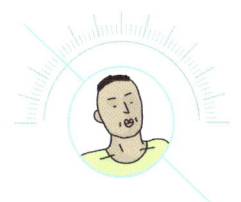

어떻게 먹을 것인가?

답은 '클린푸드'에 있다

간헐적 단식에서 16:8을 할지, 5:2를 할지 또는 일반식을 먹든 보디빌더식을 먹든 저탄고지를 하든 각자 자유에 달려 있다. 하지만 반드시 지켜야 할 한 가지가 있는데 바로 '클린푸드'를 선택하는 것이다.

클린푸드를 고르는 방법은 간단하다. 가공품이 아닌 자연에서 얻은 재료로 만든 음식이다. 영양 성분표를 확인해야 하는 음식이라면 그 안에 아무리 몸에 좋은 훌륭한 재료가 있다고 해도 제외하자. 또 실온에서 포장을 열어 두었을 때 썩지 않는 것도 제외해야 한다. 클린푸드는 실온에 두면 하루나 이틀 만에 썩는다. 그러나 방부제가 들어 있는 음식은 쉽게 썩지 않는다.

조금 애매하다 싶을 땐 그 음식이 원형 그대로의 모습으로 조리된 것인지 아닌지를 살펴보라. 햄이나 소시지는 고기의 형체를 알 수 없이 갈아서 첨가물을 넣어 만든 식품이다. 돼지고기 99.9%라고 적혀 있어도 그건 이미 돼지고기가 아니다. 하지만 보쌈은 단단한 고기의 형태를 유지하고 있다. 이런 음식을 선택해야 한다.

일반식을 먹는 분들에게 가이드를 주자면, 한식이다. 다만 국물은 먹지 말자. 강한 양념과 조미료는 피하는 것이 좋다. 건더기만 건져 먹어도 충분히 맛을 즐길 수 있다. 하지만 가끔 너무 먹고 싶다면 한두 번쯤은 허용할 수 있다. 하지만 기본적으로는 먹지 않는 편이 좋다는 걸 기억하자.

가공품에 중독되는 것을 피하라

인간이 먹는 행위에는 참 많은 의미가 담겨 있는 것 같다. 과거에는 오직 생존을 위해 먹었다면, 요즘은 감정과 기분, 그리고 정서와 행동의 영향을 많이 받는 듯하다. 외롭고 공허하고 힘들고 화가 나는 날은 먹는 것으로 그 마음을 풀려고 한다. 스트레스가 쌓일 때는 매운 걸 먹는 것도 이와 같은 심리다.

그런데 매운 맛은 사실 통각이다. 뇌가 이것을 통증으로 인식하기 때문에 고통을 완화하기 위해 엔도르핀 같은 물질을 분비한다. 그래서 매운 음식을 먹으면 스트레스가 풀린다고 느끼는 것이다.

스트레스를 받을 때, 피로가 누적되었을 때, 갑자기 에너지가 떨어질 때 우리는 특정 음식을 먹고 싶다고 느낀다. 그런 음식 중에 클린푸드가 있을까? 거의 없다. 사람들은 클린푸드 대신 향신료와 조미료가 잔뜩 들은 매운 음식, 액상과당이 첨가된 간식을 먹는다. 우리가 먹고 싶어 죽을 것 같은 느낌을 받는 건 대부분 가공식품들이다. "아이스크림 먹고 싶어 죽겠어", "치킨 먹고 싶어 죽겠어", "떡볶이 먹고 싶어 죽겠어"라고 말하는 사람은 많이 보았지만 사과나 오이, 파프리카가 먹고 싶어 죽겠다는 사람은 본 적이 없다.

그렇다면 왜 가공식품에 중독되는 것일까? 원래 자연의 맛이란 짠맛, 신맛, 단맛, 쓴맛의 4가지다. 그런데 감칠맛은 이들 4개의 기본 맛으로는 표현할 수 없기에 화학물질들을 섞어서 만들어낸다. 클린푸드로는 느낄 수 없는 이 감칠맛은 식욕을 돋우고 우리는 중독된다. 식품업자들은 이렇게 사람이 중독되는 맛을 만들어내면서 사업을 유지한다.

쥐한테 꿀을 주면 꿀을 조금밖에 먹지 않는데, 치즈케이크를 주면 계속 먹어서 살이 찐다고 한다. 사람의 입맛을 확 사로잡는 치즈케이크의 완벽한 맛은 화학물질로 만들어지기 때문이다. 사람도 꿀 한 통을 먹으라고 주면 몇 순갈 먹고 먹지 못한다. 그런데 왜 큰 사이즈의 아이스크림 한 통은 다 먹을 수 있는 걸까? 바로 콘시럽, 액상과당 등 각종 식품 첨가물이 사람을 중독시키기 때문이다. 자연이 주는 건 중독되지 않는다. 하지만 식품회사가 만든 음식은 배부르다고 느끼면서도 계속 음식을 먹게 만든다.

반드시 기초대사량 이상 먹어라

간헐적 단식은 일반 식단 또는 다이어트 식단에 비해 체중이 빨리 줄어드는 편이다. 다만 이때 근육도 함께 줄어들 수 있다. 이러한 근육 손실을 줄이려면 자신의 기초대사량 만큼은 먹어야 한다.

근육량과 요요가 무슨 상관일까 싶겠지만 사실 깊은 연관성이 있다. 간헐적 단식은 하루 총 에너지 섭취량이 적다. 그래서 식사량이 부족할 경우 필요한 에너지를 근육을 분해해 사용하게 된다. 그래서 굶으면서 운동을 심하게 하면 몸이 모자란 에너지를 만드는 과정에서 근육 손실이 발생하게 된다.

근육이 손실되면 체지방이 늘어나기 때문에 요요가 생길 가능성이 커진다. 요요 없는 다이어트를 하고 싶다면 내 기초대사량 만큼은 반드시 챙겨 먹어야 한다. 무작정 굶는 다이어트는 단기간 체중 감량에는 도움이 될지 모른다. 하지만 면역력을 약화시키고 우리 몸의 기초대사량을 낮아지게 만들어서 결과적으로 살이 찌는 체질로 바뀌게 된다는 점을 꼭 기억해야 한다.

가끔 지나치게 살을 빼고 싶어 하는 사람들을 만나게 되기도 한다. 그럴 땐 걱정스러운 한마디를 하게 된다. "지금 딱 보기 좋은데 왜 더 마르려고 해요. 아이돌이나 모델할 거예요?"

마른 몸에 너무 강박 관념을 가지지 않았으면 좋겠다. 무리한 다이어트로 몸이 상할 수 있다.

　물론 너무 비만한 것은 건강을 위해 개선할 필요가 있다. 그러나 적정한 체중에 건강한 상태라면 체중계 위를 오르내리 게 아니라 자신의 마음을 다스려야 한다고 생각한다. 1~2kg 왔다갔다하는 걸로 스트레스 받지 말라는 말이다. 그보다 내 몸을 무엇으로 채울까에 대해 생각해보라. 지금 거울에 비친 내 몸이 내 마음에 들면 그만이다. 미디어가 말하는 획일적인 아름다움, 다른 사람들과의 비교에서 오는 열등감은 던져버리길 바란다. 왜 다른 사람의 기준에 나를 맞추느라 힘들어야 할까?

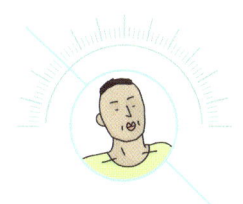

운동은 선택이 아닌 필수다

내 몸을 살리는 긍정적인 스트레스 '운동'

운동은 선택이 아닌 필수다. 그렇다고 격렬한 운동을 장시간 할 필요는 없다. 평소에 하던 운동을 무리하지 않는 선에서 하면 된다. 내 경우 매일 아침 8시쯤 공복 운동을 시작한다. 공복 상태에서 운동을 하면 지방이 훨씬 빠른 속도로 탄다. 덩달아 몸속에 있는 독소도 빠져나간다. 또 몸의 회복과 성장을 돕는 성장호르몬이 분비된다.

   공복 시 운동 효율이 떨어질 것을 염려하는 분들도 있다. 나는 식사 후에도, 공복일 때도 운동을 해보았다. 경험상 공복일 때가 훨씬 몸이 가볍고 편하다. 어제는 36시간 공복을 가진 후 운동을 했는데 평소보다 턱걸이를 300개나 더 했다. 혈당도 정상이었다. 어지러움 같은 증상은 전혀 느껴지지 않고 오히려 힘이 솟았다. 밥을 먹고 하면 왠지 몸이 노곤하고 피곤이 빨리 느껴진다. 차이를 직접 체험해보는 것도 좋은 방법이다.

대추나무에 열매를 많이 열리게 하는 방법이 뭔지 아는가? 바로 나무에 염소를 매달아놓고 염소가 왔다갔다하도록 하는 것이다. 그럼 대추나무는 뿌리를 깊이 박고 열매를 더 많이 맺는다. 표고버섯을 키울 때도 비슷하다. 나무를 때리면 표고버섯이 더 빠르게 성장한다. 스트레스를 줌으로써 생존력을 더 강하게 하고, 열매를 더 많이 맺게 하는 것이다.

적당한 스트레스는 사람을 강하게 만든다. 아무것도 하지 않고 놀 때보다 일을 할 때 오히려 활력이 넘치는 것처럼 말이다. 간헐적 단식은 적당한 배고픔을 주어 사람을 깨어나게 한다.

농가에서 재배한 인삼은 크기가 크지만 자연에서 자란 산삼은 작다. 그러나 작은 산삼의 약효는 인삼에 비할 바가 아니다. 산삼은 척박한 환경에서 자연이 주는 스트레스를 견디며 강한 생명력을 얻었다. 그래서 크기는 작아도 그 안에는 어마어마한 효능을 간직하고 있다.

나는 간헐적 단식이라는 긍정적인 스트레스로 몸을 깨우고 있다. 지갑에 돈이 없어서 못 사 먹는 건 불행하지만, 있어도 안 먹는 건 참을 만하지 않은가? 먹는 것으로 스트레스를 풀면 당장은 기분이 좋지만 곧 '내가 왜 그랬지. 조금만 참을걸' 하고 후회한다. 그럴 때 차라리 운동을 하면 기분이 좋아진다. 뱃속에서 나는 '꼬르륵' 소리는 바로 내가 건강해지는 소리다.

매일 쉽게 실천할 수 있는 운동 루틴을 만들자

1. 하루 최소 6시간 이상의 양질의 수면
2. 체중 25kg당 1리터 이상의 생수
3. 저탄수화물 클린 식단
4. 하루 2만 보 이상 걷기
5. 바른 자세로 일상생활 유지

위의 다섯 가지는 '100일간의 약속' 참가자들이 꼭 지켜야 할 수칙들이다. 건강하게 다이어트에 성공하려면 수면, 물 마시기, 식단, 운동 등을 골고루 신경 써야 한다. 많은 현대인들이 수면이 부족한 상태에서 건강하지 못한 음식을 먹고 건강을 위해 운동한다. 그건 자신의 몸을 두 번 죽이는 거다.

100일간의 약속 도전자들은 하루 2만 보 걷기를 목숨처럼 지킨다. 내가 귀에 못이 박히도록 이야기하기 때문이다. 걷기는 가장 실천하기 편하고 효과도 훌륭한 운동 방법이다. 나도 매일 남산을 걷고 있다. 내가 지금도 체지방 5~7%를 유지할 수 있는 비결은 하루 최소 2만 보 걷기를 실천한 덕분이다.

사실 하루 2만 보 걷기는 만만하게 볼 일이 아니다. 보통 사람은 하루 만 보 걷기도 큰 각오를 해야 한다. 그래서 100일간의 약속 도전자들은 정해진 양을 채우기 위해 온갖 아이디어를 짜낸다. 걷기를 정해진 시간에 하는 별도의 운동으로 생각한다면 며칠 가지 못한다. 일상 속에서 실천할 수 있는 루틴으로 만들어야 한다. 회사나 운동 장소까지 버스를 타지 않고 걸어가기, 약속 장소에서 다섯 정거장 먼저 내리기 등도 하나의 방법이 된다. 걷기에 익숙해지다 보면 2만 보 걷는 데

걸리는 시간이 확 줄어들게 된다.

100일간의 약속 참가자였던 한 남성 분은 나이가 들면서 점점 체중 관리가 어려웠다고 털어놓았다. 30대 초반까지는 술을 마시고 과식을 하면서도 금방 원래 몸무게로 회복되었지만, 일이 많아지고 생활패턴이 불규칙해지면서 몸무게가 100kg에 육박하게 되었다. 그가 다이어트에 성공할 수 있었던 것은 일상에서 실천할 수 있는 좋은 생활 습관을 만들고 실천했기 때문이다.

"습관을 만드는 게 제일 중요해요. 운동을 특별하게 하려고 하면 오래 실천하기 어렵고 스트레스 받습니다. 다들 정말 바쁘게 살잖아요. 그런데 그 시간을 쪼개 운동을 하려는 순간 진짜 하기 싫다는 생각이 들죠. 그러니 일상생활 속에 운동 습관이 녹아들도록 해보세요. 저 같은 경우 샤워를 할 때 10분 정도만 더 투자해서 그 시간 동안 서서 할 수 있는 복근이나 옆구리 운동을 했어요. 그리고 일을 할 때도 항상 복부에 힘을 주고 앉아 있었습니다. 가까운 거리는 일부러 걸어 다녔고요."

내가 아는 분은 점심시간을 활용해 근처 공원으로 산책을 나간다고 한다. 그가 이 방법을 선택한 건 업무 강도가 높은 직장인이라 매일같이 야근을 해야 했기 때문이다. 운동을 하지 않으니 자꾸만 뱃살이 늘고 체력이 약해지는 게 느껴졌다. 그래서 일주일에 3번은 점심시간에 동료들과 맛있는 음식을 먹는 즐거움을 포기하고 몸을 챙기기로 했다.

동료들이 밥을 먹으러 가면 그는 운동화로 갈아 신고 산책을 했다. 처음에는 귀찮다는 생각이 들기도 했지만, 이젠 그 시간이 달콤한 휴식이 되었다. 계절에 따라 달라지는 자연을 느끼고 걷느라 땀이 살짝 나면 스트레스가 해소되는 기분이라고 한다. 그는 약 40분간 산책을 한 뒤 닭가슴살 샐러드, 샌드위치, 김밥 등 간단한 음식을 테이크아웃해서 먹고 업무에 복귀한다.

하루 종일 직장에 매여 있는 사람의 경우 시간을 내서 운동하는 것이 정말 어려울 수 있다. 파김치가 된 몸을 이끌고 억지로 에너지드링크를 마셔가며 PT를 해봤자 그저 피곤할 뿐이다. 그러다 결국 자주 운동에 빠지게 되고, 그때마다 '역시 나는 안 돼' 같은 자괴감을 느끼게 된다. 게다가 수면이 부족하고 피로가 누적된 상태에서 운동을 하는 것은 매우 위험하다. 응급 상황이 발생할 수도 있기 때문이다. 그럴 때는 운동보다 일단 잠을 자고 푹 쉬는 게 더 중요하다.

내가 일상 속에서 반복적으로 실천할 수 있는 루틴을 만드는 것. 이것이 운동을 하고자 할 때 반드시 기억해야 할 수칙이다. 작은 습관들이 쌓이고 쌓이다 보면 언젠가 좋은 결과가 눈앞에 나타난다. 누군가를 따라할 필요도 없다. 내 페이스대로 꾸준히 달려가자.

헬스장에 가지 않고도 복근을 만드는 맨손 운동

굳이 비싼 비용을 들이지 않아도 집에서 맨손 운동만으로 체중 감량이 가능하다. 사실 헬스장의 운동기구들은 초보자들에게 무리가 될 수 있다. 웨이트를 하려다가 무거운 기구에 부상을 당하는 경우도 종종 있다. 반면 '맨손 운동'은 부상의 위험이 없을 뿐더러 좌우 대칭이 맞지 않는 신체를 교정할 수도 있다. 방법은 간단하다.

- **푸시업 10개**
  가슴운동 중 가장 기본적이면서도 가장 어려운 운동으로 안전하고 효과적으로 상체를 단련할 수 있다.

- 크런치 20개

복부 윗부분을 단련시키는 운동으로 바닥에 누워 상체를 들어올린다. 이때 몸을 완전히 들어올리지 않고 상복부에 자극이 되는 것을 느낀다.

- 스쿼트 30개

하체 운동 중 가장 기본이 되는 운동으로 무릎을 굽혔다 일어서는 동작으로 허벅지와 엉덩이 근육을 강화시킨다.

→ 세트당 3분, 30 동안 총 10세트를 한다.

이렇게 간단한 운동으로 복근 만들기가 가능하냐고 묻는다면 내 대답은 'YES'다. 100일간의 약속 참가자들은 대부분 과체중인데, 100일 동안 맨손 운동을 열심히 하면서 체중 감량은 물론 복근까지 만들어낸다. 100일 동안 이를 성실하게 수행한다면 과체중의 경우 10kg 이상의 감량이 가능하다.

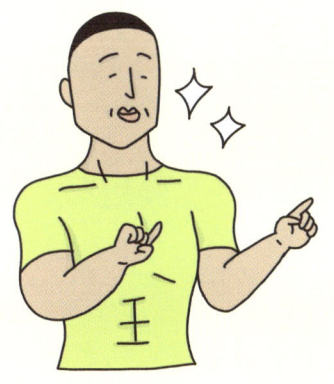

이렇게 총 10세트만 해보세요!
운동은 우리 몸을 강하게 하는 긍정적인 스트레스를 줍니다!

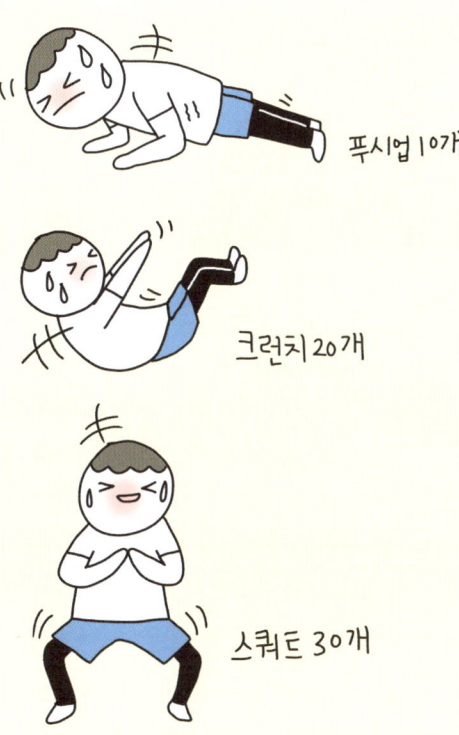

푸시업 10개

크런치 20개

스쿼트 30개

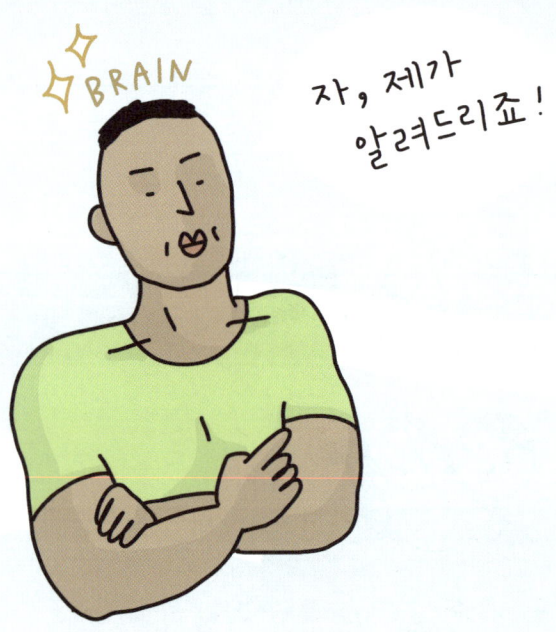

"포기만 하지 않으면 됩니다."

날마다 새롭게 도전하는 간헐적 단식

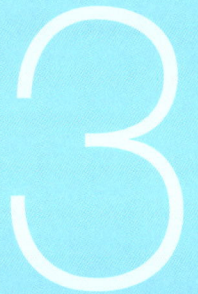

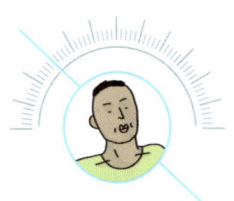

식단은 하나의 라이프 스타일이다

많은 분들이 내가 무엇을 먹는지 궁금해한다. 아놀드 홍은 특별한 것을 먹고 몸을 유지한다고 생각하는 분들도 계신다. 사실 특별한 것은 없는데 궁금해하는 분들을 위해 개인 유튜브 채널에 가끔 먹방 콘텐츠를 올린다.

한식뷔페에서 삼겹살을 먹을 거라고 자랑하는 모습, 샤브샤브집에서 소고기와 채소가 가득한 상을 보여주는 모습, 무한리필 고깃집에서 삼겹살과 팽이버섯, 마늘을 넉넉하게 굽는 모습 등을 업로드했다. 마지막에는 이런 멘트도 했다. "배부를 때까지 먹는 게 저의 다이어트입니다. 여러분도 식사 맛있게 하세요!"

직접 음식을 만들어 먹는 모습도 있다. 양파와 달걀을 듬뿍 넣은 스크램블에그, 기름에 볶은 김치와 데친 두부로 만든 두부김치를 만들어 먹는 모습을 올렸더니 많은 분들이 좋아하셨다. 샐러드는 내가 만든 음식 중에서 완성된 모습이 가장 예쁘고 맛도 좋았던 걸로 기억한다.

"잎채소와 토마토, 반숙 달걀을 이렇게 볼에 가득 담고 올리브유를 듬뿍 뿌릴 겁니다. 올리브유로 샤워를 시킨다는 생각이 들 만큼 듬뿍 뿌리세요. 아! 어쩌다 보니 좀 많이 뿌려졌네요. 하하! 이제 발사믹 식초도 뿌려줍니다. 여러분, 이게 클린푸드입니다. 최고예요!"

간식으로 무염버터를 먹는 모습, 버터를 넣은 '방탄커피'를 먹는 모습도 업로드했다. 내가 버터를 아이스크림처럼 긁어 먹는 모습에 깜짝 놀란 분도 있었다. 하지만 버터나 치즈는 살찌는 음식이 아니다. 우리가 가장 무서워해야 할 것은 가공 탄수화물과 액상과당이다.

주꾸미와 오이피클, 올리브, 잎채소, 곱창으로 가득한 식탁을 자랑하듯 보여준 적도 있다. 내가 먹는 것을 궁금해하기 때문에 찍긴 했지만 그때마다 빨리 먹고 싶어서 마음이 급했다. 그래서 음식을 보여드리는 영상은 항상 짧다. 내가 이렇게 잘 먹는 모습을 어머니가 보신다면 기뻐하실 거란 생각이 든다.

눈치 채신 분도 있겠지만 내가 먹방에서 보여드린 것은 저탄고지 식단이다. 나는 2013년부터 4년 동안 클린푸드로 구성된 일반식을 먹었고, 3년 전부터 저탄고지 식단을 실천하고 있다. 물론 저탄고지 역시 클린푸드 위주로 먹는다.

다이어트에 있어서 궁극적인 것이라고 할 만한 식사법은 없다. 간헐적 단식의 경우 특히 그렇다. 《먹고 단식하고 먹어라》의 저자 브래드 필론은 "저는 간헐적 단식은 다이어트 방법이라고 생각하지 않습니다. 칼로리를 제한하면서도 하나의 라이프 스타일이 될 수 있는 식사법입니다"라고 말했다. 나는 그의 말에 전적으로 동의한다. 이 라이프 스타일에서 식단은 건강 상태와 취향, 의학의 발전과 관련 연구 결과 등에 따라 얼마든지 변화할 수 있다.

100일간의 약속 도전자 중에 자신이 담낭 수술을 했다는 걸 말하지 않은 분이 계셨다. 담낭에서 나오는 담즙이 지방을 분해하는 역할을 하는데, 이 장기에 문제가 생기면 고기를 소화하는데 어려움을 겪을 수 있다. 다른 참가자들이 체중 감량을 위해 먹고 있는 음식이 그에겐 독이 될 수도 있는 것이다.

내가 버터를 간식으로 먹는 걸 보고 그대로 따라 하려는 분에게 주의를 드린 적이 있다. "제가 버터를 이렇게 먹는다고 해서 막 드시면 안 돼요. 선생님에게 안 맞을 수도 있으니 일단 조금만 드셔 보세요. 그리고 나한테 맞는지 관찰해야 합니다."

다시 한 번 기억하자. 간헐적 단식은 기성복이 아닌 맞춤복이다. 무작정 남을 따라하지 말고 내 몸 상태와 상황에 맞는 방식을 찾아 실천해야 한다.

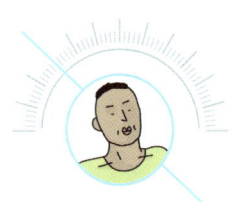

칼로리 신경 쓰지 않고 마음껏 먹는 자유

간헐적 단식의 가장 큰 장점은 무엇일까? 바로 '나의 간헐적 단식을 남에게 알리지 않을 수 있다'는 점이다. 다이어트를 하는 많은 분들이 친구들과의 만남을 꺼린다. 정해진 시간에 정해진 식단을 먹어야 하는데 어떻게 사람들과 만날 수 있겠는가? 나도 과거에 닭가슴살과 채소로만 몸을 관리할 때는 저녁 약속은 꿈도 꾸지 못했다. 하지만 요즘은 주말 한 끼 정도는 나 자신에게 자유를 허락한다. 평일에 약속이 있는 경우에는 그 시간 전까지 공복을 가진다. 그리고 마음껏 먹는다. 최근에 만나 삼겹살 파티를 벌인 한 지인이 물었다.

"이런 음식 먹어도 돼요? 다이어트 안 하세요?"

"다이어트요? 저 그런 거 안 합니다."

씩 웃고 다시 열심히 먹었더니 굉장히 궁금한 얼굴로 그렇게 잘 먹으면서 적정 체중을 유지하는 비결을 알려달라고 집요하게 물었다.

내가 가장 좋아하는 만남의 장소는 뷔페다. 보통 내가 밥을 사겠다고 하고 데려간다. 괜히 식당에 가서 메뉴 선정할 때 눈치보고 싶지 않아서다. 뷔페에 가면 나는 내가 먹고 싶은 것을, 상대도 자신이 먹고 싶은 것을 고른다. 나는 보쌈, 해산물, 채소 등으로 접시를 가득 채워서 배부르게 먹는다. 조금만 지혜를 발휘하면 내가 다이어트를 한다는 걸 알리지 않고도 사람들과 만날 수 있다. 약속이 있는 날에는 평소보다 과식을 하는 편이다. 그럴 땐 다음 날 공복 시간을 더 늘리는 등 조절하며 몸을 챙긴다.

간헐적 단식은 내 상황에 맞게 변화를 줄 수 있는 매우 유연한 방식이다. 다음 날 저녁 약속이 있으면 그 전날부터 단식 시간에 변화를 줄 수 있다. 저녁 공복을 견디기 어렵다면 단식 시간을 조정하면 된다. 간헐적 단식은 식사량과 식사 시간에 스트레스를 받았던 사람들에게 큰 자유를 준다. 나 역시 근육 손실이 염려되어 하루에 최소 네 끼를 억지로 먹었던 사람이다. 선수 시절엔 일곱 끼까지 먹었다. 늘 배 속이 더부룩하고 차 있는 상태에서도 끊임없이 먹는 식습관이 깨지면서 속이 편해지고 대사 균형을 회복하면서 건강해졌다. 또한 칼로리를 계산할 필요가 없다는 점에서 매우 편리하다.

간헐적 단식을 할 때는 나의 방식을 찾는 것이 중요하다. '누가 이렇게 효과를 봤으니까 나한테도 맞겠지'라고 생각하지 말자. 간헐적 단식은 창조적인 플레이다. 이렇게도 해보고 저렇게도 해보면서 나에게 가장 잘 맞는 옷을 만들어가는 과정을 즐겨야 한다. 16:8 단식을 실천하다가 며칠 제대로 못했다고 좌절하는 사람들도 있다. 그럴 땐 그 방식이 내 생활과 맞는지 한번 돌아보라. 저녁에 더 활발하게 활동하는 사람이 너무 일찍 식사를 하게 되면 스트레스를 받을 수 있다. 또 16시간을 지키기 어렵다면 억지로 실행하지 말자. 10시간부터 차츰 늘려가면 된다. 안 하는 것보단 계속 시도하는 게 낫다. 괜히 스트레스 받지 말길 바란다.

    간헐적 단식을 할 때 제일 조심해야 할 것이 칼로리 계산법이다. 하루 섭취하는 총 칼로리가 1,500칼로리이고, 기초대사량이 1,000칼로리라 치고, 운동으로 500칼로리를 소비한다고 계산하면, 우리 몸에 남는 것은 0칼로리다. 하지만 그런 일은 절대 일어나지 않는다.

오늘 많이 먹었는가? 클린푸드 위주라면 살이 찌지 않을 테니 안심하라. 반대로 칼로리는 낮아도 우리 몸을 산성화시키는 가공식품을 먹었는가? 양이 적어도 살이 찔 수 있다. 이제 클린푸드 위주로 마음껏 먹으면서 칼로리는 잊어버리길 바란다. 기꺼이 삼겹살 파티를 즐기는 나, 마음껏 먹으면서도 이 몸을 유지하는 나를 보고 사람들은 묻는다.

"몇 칼로리 드세요?"

"계산해본 적이 없습니다."

"양은 얼마나 드세요?"

"배가 부를 때까지 충분히 먹습니다."

"식사 시간은 언제인가요?"

"자는 시간까지 포함해서 16시간 공복을 가지고 배고플 때 먹습니다. 배가 안 고프면 안 먹고요."

여기까지 얘기하면 다들 아리송한 표정을 짓는다. 그럼 난 웃으며 말한다.

"그게 제 라이프 스타일이에요."

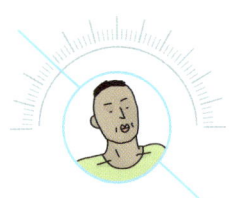

공복 시 혈당이 떨어진다?
다 기분 탓입니다!

"대장님 저 아무래도 저혈당이 있는 것 같아요."
"그래? 같이 한 번 체크해보자."
100일간의 약속 도전자 한 명이 그렇게 말하기에 당장 혈당기를 샀다. 그리고 다음날 공복 운동을 하기 전에 혈당을 재보자고 불렀다.

"81㎎/㎗이 나왔네? 저혈당은 70㎎/㎗ 미만일 때를 말하니까 정상이구나."
"저 진짜 건강한 사람이네요."
"그래, 다 기분 탓이란다."
우리는 그 자리에서 한바탕 웃었다.

많은 분들이 그 친구처럼 공복엔 혈당이 떨어져서 운동이 어렵다고 생각한다. 그래시 공복 운동이 정말 기능한시 의구심을 품는다. 공복이 길어지면 손이 떨리고 어지럽고 심장이 두근거리는 저혈당 증상이 올 수 있다고 들어왔기 때문이다. 주의가 필요한 당뇨병 환자가 아니더라도 그런 증상을 느끼는 사람이 의외로 많다. 하지만 공복 운동을 며칠 하고 나면 대부분 언제 그랬냐는 듯 그런 증상이 사라진다. 다 기분 탓이었던 거다.

혹시 영상 19도의 냉동고에서 죽은 선원의 이야기를 들어본 적 있는가? 1950년대 외국 선박에서 있었던 일이다. 한 선원이 냉동고에서 짐을 다 빼냈는지 확인하려고 안에 들어갔다가 아무도 없는 줄 알고 문을 잠가버린 동료의 실수로 갇히고 말았다. 얼어 죽을 것이라는 공포감에 사로잡힌 선원은 문을 두드리며 살려달라고 외쳤지만 아무도 오지 않았다.

다음 날 냉동고의 문을 연 사람들은 깜짝 놀랐다. 선원이 죽어 있었기 때문이다. 더욱 놀라운 사실은 냉동고가 고장이 나서 작동하지 않았기에 내부 온도가 영상 19도에 불과했다는 사실이다. '냉동고의 차가운 냉기가 나를 얼려 죽일 것이다' 라는 강력한 믿음이 그를 죽게 만든 것이다.

먹는 것과 관련된 우리의 생각은 강력하게 고정된 것이 많다. 우선 삼시 세끼에 대한 고정관념이 그렇다. 끼니와 건강에 관해 우리가 자주 듣는 말이 있다.

"건강하려면 하루 세끼를 먹어야 한다."

"아침을 거르면 살이 찐다."

"식사를 제때 하지 않으면 위액이 과다 분비되어 위장병이 생긴다."

과연 그럴까? 우선 인간이 하루 세끼를 꼬박꼬박 챙겨 먹게 된 건 100년도 채 되지 않는다. 중세 유럽에서는 아침 식사를 중요하다거나 필요하다고 여기지 않았고, 사실상 중세 초기까지는 개념이 존재하지도 않았다. 시대나 지역에 따라 다르긴 했지만 낮 시간과 저녁 시간, 하루 두 끼를 먹는 것이 당시에는 보편적이었다. 이후 생겨난 점심은 그 개념과 기원이 꽤 방대하고 복잡한데, 요즘 우리가 지칭하는 점심의 경우 산업혁명 당시 공장 노동자들이 장시간의 근무 시간을 버틸 수 있도록 배려하는 차원에서 내준 식사에서 비롯된 것으로 알려져 있다.

하루의 첫 끼를 상징하는 '아침 식사'는 영어로 'breakfast'이고, 합성명사인 이 단어를 해체해 풀이하면 '단식(fast)을 깨다(break)'라는 의미가 된다. 여기서 주목할 것은 단식이 인류가 오랫동안 지속해온 삶의 방식이자 일상이라는 사실이다. 위장 장애와 식이 장애, 각종 대사성질환 등은 하루 세끼를 먹게 된 현대에 와서 폭발적으로 증가했다. 스트레스로 인한 과식과 폭식, 비만과 과잉 영양도 한몫했다.

우리 역사에 정해진 끼니를 거부하고 절식을 한 분이 계신다. 바로 조선시대 왕 중 가장 오래 살았던 영조다. 조선 임금들의 평균 수명이 47년인데 영조는 83년을 살았다. 학자들은 그의 장수의 비결을 음식을 절제하는 습관 덕분이었다고 말한다. 실제로 영조는 다른 왕들이 하루 5번 먹던 수라를 3번으로, 12첩이었던 반찬수를 절반으로 줄여 소식했다고 전해진다. 그리고 때로 단식을 실천했다고 한다. 200여 년 전에 영양 과잉을 피하고 단식으로 몸을 청소할 줄 알았던 참 지혜로운 왕이 아닐 수 없다. 그것이 영조가 자신의 건강을 지키고 장수하기 위해 선택한 라이프 스타일이었던 것이다.

그럼에도 불구하고 단식은 여전히 온갖 오해를 받고 있다. 제2형 당뇨 및 비만 치료의 세계적 권위자 제이슨 펑(Jason Fung)은 《비만코드》라는 책에서 단식에 관한 오해를 이렇게 정리했다.

- 단식을 하면 근육이 줄어들고, 단백질이 연소된다.
- 뇌가 제대로 기능하려면 포도당이 있어야 한다.
- 단식을 하면 인체는 굶주림에 대비하려고 한다. 기초대사량이 떨어진다.
- 단식을 하면 감당하기 힘든 허기를 느끼게 된다.
- 단식을 하고 다시 식사를 재개하면 과식하게 된다.
- 단식을 하면 인체 영양소가 결핍된다.
- 단식을 하면 저혈당증이 발생한다.

이런 오해들이 사실이라면 아마 우리 중 누구도 지금 살아 있지 못할 거라고 제이슨 펑은 일축했다. 단식의 혜택을 누리며 건강하게 살고 있는 사람의 사례를 모집한다면 일단 내가 손을 들고 싶다. 내 몸의 모든 지표가 내가 아주 건강하다고 말하고 있기 때문이다. 과거 일곱 끼를 먹었을 때는 미란성위염과 역류성식도염이 있었는데, 지금은 아무 문제가 없다. 또 과거엔 간수치가 높고 혈압도 최고 160까지 올랐지만 현재는 120대로 안정되었다. 또, 앞에서도 소개한 도상현이란 친구는 단식으로 100kg가량 살을 뺐지만 요요 없이 건강한 몸을 유지하고 있다. 이 외에도 간헐적 단식으로 건강과 삶의 행복을 되찾은 분들이 아주 많이 있다.

물론 오랫동안 일반화된 신념, 굳어진 생각을 한 번에 변화시킬 수는 없다. 나는 간헐적 단식을 하며 습관적인 배고픔을 느끼는 분들에게 이런 조언을 해준다.

"의사들은 삼시 세끼를 반드시 챙겨 먹어야 건강하다고 하지만 꼭 그럴 필요는 없어요. 그렇게 많이, 자주 먹을 필요가 없다는 걸 몸으로 한 번 체험해보세요. 배가 고플 땐 몸의 감각을 외면하지 말고 한번 느껴보세요. 지금 당신의 몸이 청소되고 젊어지고 있으니까요. 물은 많이 마셔도 괜찮습니다. 배고픔이 심하면 물이나 허브티를 드세요. 견딜 만할 겁니다. 그래도 못 견디게 힘이 들어서 스트레스를 받는다면 그냥 먹어도 됩니다. 하루 15시간 이상을 아무 때나 나누어서 음식을 먹던 습관이 있는 사람이 어떻게 한 번에 좋아지겠어요? 너무 무리하지 말고 공복 시간을 차츰 늘려보세요. 이것도 시간이 필요할 뿐 곧 적응될 겁니다.

또 유독 저녁에 강한 식욕이 느껴지죠. 그건 우리 선조들이 오랫동안 살아온 방식이 유전자에 새겨져 있기 때문이에요. 종일 먹을 걸 사냥하다 집에 돌아오면 저녁인 경우가 대부분입니다. 그럼 해가 진 저녁에야 음식을 가족들과 나누어 먹고 잠자리에 들게 되죠. 그래서 우리가 본능적으로 저녁에 많이 먹게 되는 거예요. 저녁 공복을 유독 힘들어하는 분들이 있어요. 이건 타고난 거라 어쩔 수 없는 부분이니 배고픔을 못 참는 자신을 한심하게 여길 필요는 없습니다. 별거 아닙니다. 습관적인 반응이에요. 적응되면 괜찮아요."

한 끼 건너뛰었다고 절대 죽지 않는다. 우리 몸에는 물을 제외한 음식 공급이 중단되어도 약 한 달 동안은 버틸 만큼의 에너지와 체지방이 저장되어 있다. 그러니 하루 세끼 먹던 걸 두 끼로 줄였다고 해서 너무 겁먹지 말자. 그리고 공복 운동을 하면 힘이 없어서 못할 것 같더라도 일단 해보면 오히려 더 힘이 솟는 걸 경험하게 된다. 학습된 정보 때문에 처음에만 그렇게 느낄 뿐이다. 하루 세끼가 과연 건강의 비결일까? 자신의 삶을 돌아보며 스스로 답을 찾아보자.

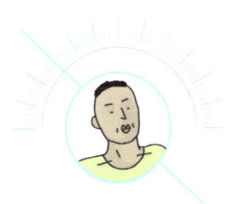

실패해도 괜찮아!
대신 포기하지 말자

"어제 저녁에 거래처 사장님과 중요한 식사 약속이 있었어요. 그날 저녁을 먹으려고 며칠 전부터 단식 시간을 변경했습니다. 그런데 갑자기 사장님이 시간 약속을 바꾸셔서 단식을 일찍 깨고 말았어요."

한 달 동안 간헐적 단식을 실천하던 지인이 속상한 얼굴로 말했다. 이럴 때보면 우리가 얼마나 완벽한 다이어트에 집착하는지 알 수 있다. 또 다른 분의 말이다.

"대장님도 아시겠지만 저 정말 열심히 했거든요. 그런데 어제 갑자기 폭식이 터졌어요. 치킨의 유혹을 참을 수 있어야죠. 한 조각만 먹는다는 게 세 조각이나 먹고 말았어요. 저 같은 의지박약도 끝까지 해낼 수 있을까요?"

나는 두 사람에게 같은 이야기를 해줬다.

"저도 16시간 단식 시간을 못 지킬 때가 있어요. 얼마 전 약속이 있었는데 상대방이 일찍 와서 밥을 빨리 먹게 되었어요. 그때 제가 나는 '16시간 공복을 가져야 하니까 안 먹고 기다리겠다'고 해야 했을까요? 아니요. 저는 그냥 먹었습니다. 여러분도 그러지 마세요. 오랜만에 맛있는 음식 먹는데 식게 놔두면 안 되죠. 그리고 저도 냉동실에 좋아하는 간식을 넣어 두고 가끔 먹어요. 그래도 이렇게 건강하게 몸을 유지하고 있잖아요. 작은 것에 상심하고 포기하려고 하지 마세요."

얼마 전 베트남 여행을 갔을 때는 리조트 조식이 너무 맛있어서 3일 내내 먹었다. 평소 패턴을 깨고 12시간만 단식한 셈인데, 결과는 놀라웠다. 여행에서 돌아와 몸 상태를 확인했더니 근육은 2kg 늘고, 지방은 2kg 빠져 있었다. 왜였을까? 스트레스 없이 잘 먹고, 잘 자고, 여행 중에도 운동을 빼먹지 않았기 때문이다.

물론 이런 차이점은 짚고 넘어가야겠다. 나는 2013년부터 7년째 간헐적 단식을 하고 있는 사람이다. 이미 몸속 정화가 끝났기 때문에 청소하는 시간이 그리 오래 걸리지 않는다. 쉽게 말해 1년간 청소를 한 번도 안 한 곳은 하루 온종일, 심하면 몇 날 며칠 청소해야 비로소 깨끗해지지만 매일 청소한 곳은 하루이틀 그냥 넘어가도 티가 별로 나지 않는 것과 같다.

평소에 80%를 잘하고 있다면 20%는 실수해도 괜찮다. 365일 항상 잘한다면 그건 사람이 아니라 로봇일 것이다. 일주일에 6일을 건강한 클린푸드로 먹었다면 하루쯤은 먹고 싶은 걸 먹어도 된다. 치킨? 피자? 먹지 못해 스트레스 받아서 간헐적 단식을 그만두는 것보단 조금 먹고 유지해나가는 편이 더 현명하다.

  나도 가끔 먹고 싶은 간식이 있다. 한 시간 반은 줄서서 기다려야 살 수 있는 맘모스빵이다. 그런데 왠지 창피해서 제자들에게 근처에 갈 일이 있을 때 사다달라고 부탁한다. 그리고 잘라서 딱 한 조각만 먹고 냉동실에 넣어 둔다. 가끔 먹고 싶을 때 먹을 수 있도록 말이다.

  며칠 전, 냉동실 청소를 했다. 그런데 그 안에 내가 먹으려고 사다 둔 맘모스빵 8조각이 그대로 있었다. 이 빵을 언제 샀나 생각해봤더니 3개월 정도 지났다. 언제든 먹고 싶으면 먹겠다고 생각했더니 3개월간 먹지 않을 수 있었던 것이다.

사람의 마음이란 참 신기하지 않은가!

184kg의 고도비만이었다가 9개월 만에 100kg을 뺀 상현이에게 나는 10kg마다 인센티브로 맛있는 걸 먹으러 가자고 했다. 그리고 목표를 이루면 함께 먹고 싶은 음식을 먹으러 갔다. 처음 30kg을 뺐을 때까지는 상현이노 이 인센티브를 상처럼 여기고 좋아했다. 그러나 40kg을 뺐을 때부터 달라졌다.

"자, 오늘은 인센티브의 날이다. 맛있게 먹고 또 달려보자."

"대장님, 저 안 먹어도 될 것 같아요."

"왜?"

"마음 굳게 먹고 노력하면서 뺀 살인데 굳이 안 먹어도 되는 걸 먹고 싶지 않아요. 그거 안 먹어도 충분히 견딜 만하고, 전처럼 먹고 싶다는 갈망도 없어요. 올해 안에 100kg 빼기가 목표잖아요. 기간을 더 단축시키고 싶어요."

"좋아. 하지만 먹고 싶을 땐 언제든 먹어도 돼. 건강식과 운동으로 몸 관리 잘 하고 있으니까 한 끼 정도 먹고 싶은 걸 먹었다고 네 몸이 망가지진 않아."

"알아요."

상현이는 못 먹는 것이 아니라 자신의 선택으로 먹지 않은 것이다. 언제든 먹을 수 있다는 생각이 자유로움과 함께 스스로에게 절제하는 힘을 준다.

평소 잘 참다가 갑자기 먹고 싶어 미칠 지경이 될 때가 있다. 그럴 때 참는 게 독이 될 때가 있다. 나는 제자들이 힘들어하면 "스트레스 받지 말고 그냥 먹어. 오늘 먹고 내일 더 열심히 운동하면 돼"라고 조언한다.

나는 이미 그 길을 7년간 걸어 왔기 때문에 사람들이 겪게 될 모든 고비들이 눈에 훤히 보인다. 나도 이미 경험했기 때문이다. 가장 효과적인 방법은 백 마디의 말보다 한 번 경험해보는 것이다. 아이에게 냄비가 뜨겁다고 백날 이야기해도 듣지 않는다. 차라리 살짝 손을 대보게 해서 그게 얼마나 뜨거운지 알게 하고, 앞으로 조심하게 하는 편이 낫다.

어느 날 갑자기 폭식이 나를 덮쳐 견딜 수 없을 때 나는 먹었다. 그리고 다른 사람들에게도 그냥 먹으라고 한다. 그럼 어떻게 될까? 내 경우 다음 날 몸이 엄청나게 아팠다. 이건 간헐적 단식을 오래한 사람일수록 심하게 겪는 증상이다. 더러운 물에 더러운 물이 섞이면 티가 나지 않지만, 맑은 물에는 더러운 것이 조금만 들어와도 티가 나기 때문에 그렇다.

분명히 먹고 싶어서 먹은 음식인데 다음 날 화장실을 들락거리고 몸이 붓는 등 다양한 부작용이 일어난다. 간헐적 단식 3년 차에 오랜만에 라면을 먹었을 때 얼굴과 몸에 두드러기가 일어났다. 늘 깨끗한 음식만 먹다 갑자기 가공품이 들어오니 몸이 그걸 독으로 받아들인 것이다. 현재 나는 라면을 입에 대지 못한다. 입에 들어오는 순간 맛있다는 느낌보다는 불쾌함이 느껴진다. 내가 그랬듯 여러분도 이런 과정들을 거치며 서서히 변해갈 것이다.

다이어트는 나 자신을 사랑하는 방식의 다른 이름이다. 돈과 시간이 없어서 좋은 걸 먹지 못한다는 건 내가 볼 때 핑계에 불과하다. 내가 건강해야 나 자신은 물론 부모님도 자식도 행복하다는 걸 안다면, 건강을 1순위로 챙기게 된다.

특히 자식들의 경우 부모의 식습관을 따라간다. 어린 시절 좋은 음식에 입맛을 들이게 하면 아이들도 인스턴트를 좋아하지 않게 된다. 아버지들이 술자리를 갖고 늦은 시간 통닭 한 마리를 사들고 들어가는 일, 이제 자식을 사랑한다면 하지 말아야 할 일이다. 아이들은 밤에 잠을 잘 자야 성장호르몬이 나온다. 사랑한다면 나와 가족들을 위해 건강한 식습관을 갖도록 힘쓰자.

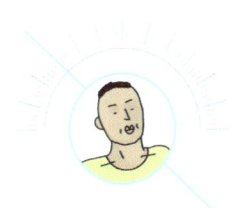

훼손된 산을 복구하는 최선책은 '입산 금지'다

어르신들에게 많이 생기는 질환 중 하나가 퇴행성관절염이다. 그런데 이것은 노화가 원인이기보다는 수분 부족 때문에 일어나기도 한다. 나이가 들수록 목마름을 느끼지 못하기 때문에 그렇다. 우리가 목마름을 느끼지 못해서 물을 적게 마시면 몸은 무릎에 있는 '관절낭'이란 물주머니에서 수분을 가져다 쓰게 되고, 그 결과 관절염이 발생한다. 4번, 5번 허리 디스크도 같은 이유로 발생한다는 연구 결과도 있다.

  흔히 골다공증은 중년 이후에 발생한다고 알고 있지만, 요즘은 어린이와 청소년에게서 이러한 골격계 질환이 많이 생긴다. 이 역시 수분 부족이 원인인 경우가 있다. 요즘 아이들은 물보다 음료수를 더 많이 마시기 때문이다.

류머티스관절염은 장기가 필요로 하는 영양분이 부족해서 생긴다. 특히 심장을 뛰게 하는 요소인 칼슘 공급이 원활하지 않을 경우, 우리 몸은 뼈에서 칼슘을 끌어다 사용한다. 집에 먹을 게 없으니 옆집 음식을 훔쳐 먹는 것과 비슷하다. 이렇게 우리 몸에 생기는 다양한 문제들은 필요한 영양소의 결핍 때문인 경우가 많다.

제자들과 회원들에게 이런 이야기를 하면 다들 어떻게 그런 것까지 아느냐고 묻는다. 글쎄, 그저 간헐적 단식을 실천하며 내 몸에 대해 관심을 기울이고 공부하다 보니 저절로 알게 되었다.

공부를 하며 확실히 알게 된 한 가지는 우리 몸에는 스스로를 치료하는 의사가 있다는 점이다. 다른 말로 '자연치유'라고 한다. 그런데 우리는 몸이 자연치유할 수 있는 시간을 주지 않는다. 내 몸에 좋은 영양소를 공급하고 충분히 쉴 수 있는 시간을 주면 몸은 스스로를 치료하는데 말이다. 나는 최근 장염에 걸렸을 때 공복 36시간 동안 물만 마시고 이겨냈다.

우리 몸이 어떻게 36.5℃의 체온을 유지하는지 생각해본 사람이 몇이나 될까? 내 의지와 상관없이 몸은 체온을 유지하기 위해 더우면 땀을 흘리고, 추우면 몸을 떤다. 몸은 나의 의지와 상관없이 스스로 움직인다. 내가 조절할 수 있는 것은 기껏해야 손과 발, 눈동자의 움직임 정도다. 그리고 공복은 내 안의 놀라운 치유력을 깨운다. 그런데 우리는 몸이 조금만 아파도 바로 병원을 찾는다.

"콧물이 나요", "오한이 있어요", "기침이 심해요", "머리가 아파요" 이렇게 증상을 말하면 의사는 바로 약이나 주사를 처방한다. 대한민국 병원의 평균 진료 시간은 3분이다. 이건 구조적인 문제이기 때문에 의사들을 탓할 수 없다. 하지만 궁금한 것을 묻고 대답을 듣기에는 턱없이 짧은 시간임에 분명하다.

"어제 몇 시간 주무셨나요?"

"최근에 어떤 음식을 드셨나요?

"혹시 골치 아픈 일이 있어서 스트레스를 받으셨나요?"

이렇게 환자가 왜 아픈지 뿌리를 찾아서 치료하는 것이 '기능의학'이다. 기능의학에서는 약보다는 '수면 시간을 늘리고 물을 충분히 마셔라', '비타민B를 챙겨 먹어라'와 같이 환자가 아프게 된 원인을 해결할 수 있는 처방을 내리는 경우가 많다. 이러한 진료는 아직 우리 의료 현실에서 실행되기가 어렵다. 그럼 어쩔 수 없다. 스스로 주인 의식을 가지고 내 몸을 돌보는 수밖에.

감기 몸살이 왔다면 병원에 가기 전에 최소한 내가 왜 아픈지 생각해보자. 피로가 너무 쌓인 건 아닌지, 제대로 먹지 못한 건 아닌지 말이다. 감기는 약을 먹으면 72시간, 안 먹어도 3일이 걸린다는 말이 있다. 감기는 우리 몸이 휴식을 하라고 보내는 신호이며, 대부분 자연치유가 된다. 증상이 아주 심하지 않을 때는 약보다는 감기에 좋은 음식을 섭취하며 푹 쉬는 게 중요하다.

물론 의학적 치료가 반드시 필요한 순간이 있다. 몸 어딘가에 상처가 났거나 뼈가 부러졌거나 하는 등의 외상을 입었을 때다. 의학은 남용하지 말고 꼭 필요할 때만 사용해야 한다.

나는 최근 5년 동안 감기에 3번 걸렸지만 약을 먹지 않았다. 왜 감기에 걸렸는지 스스로 생각해보고 적절한 조치를 취하면 보통 하루이틀 안에 회복되었다. 그 조치란 것도 그냥 푹 쉬는 것이 전부였다.

나는 하루에 네 끼에서 일곱 끼를 먹으며 여름에는 91~92kg,

겨울엔 120~130kg의 몸으로 약 20년을 살았다. 내 몸에 못할 짓을 하는 동안 한의원을 내 집처럼 드나들었고, 불면증으로 잠을 설쳤다. 2013년 단식을 처음 경험하며 가장 기뻤던 점이 근육통이 사라진 것이다. 하지만 아직 몸에 독소가 완전히 제거되지 않았기에 꾸준히 한의원에 다녀야 했다. 내가 2002년부터 2018년까지 근육통 때문에 한의원을 찾은 횟수는 무려 1,800회였다. 약 16년간 일주일에 2번씩은 갔다는 얘기다. 그런데 2018년 3월부터는 한의원을 한 번도 찾지 않았다.

내가 20년간 산성화시켰던 몸을 회복되는 데에는 5년이란 시간이 필요했다. 간헐적 단식을 실천하면 내 몸은 천천히 스스로를 회복시킨다. 현재 나는 근육통과 관련한 어떤 약도 먹지 않고 있다.

입산 금지!

가끔 우리 몸에 이런 입산 금지 팻말을 걸어둘 필요가 있다. 산이 훼손되면 사람들의 입산을 막음으로써 산이 스스로 회복할 수 있는 시간을 준다. 우리 몸에도 이와 같은 시간이 필요하다. 바로 공복을 갖는 것이다. 16시간, 아니 힘들면 10시간만이라도 우리 몸에 '입산 금지' 팻말을 걸어보자. 그리고 이 휴식 시간 동안 내 몸에 어떤 변화가 일어나는지 지켜보자.

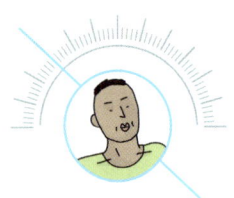

7년 전 내가 그랬듯 "딱 100일만 해봅시다!"

내가 자주 하는 말이 있다.

"벼랑 끝에 서보면 사실 나에게 날개가 있었다는 것을 알게 된다."

사람은 원래 지방을 에너지로 사용할 수 있다. 그런데 많은 양의 음식을 자주 섭취하면서 오직 탄수화물을 에너지원으로 사용하게 되었다. 단식은 우리 몸이 탄수화물이 아닌 지방을 에너지원으로 쓸 수 있도록 만들어준다.

마라토너들이 42.195km를 뛸 수 있는 것은 지방을 태우면서 뛰기 때문이다. 탄수화물로는 한 시간 이상 달릴 수 없다. 인간이 자신보다 빠른 동물을 사냥할 수 있는 이유도 비슷하다. 동물은 인간과 다르게 지방을 에너지로 쓰지 못하기 때문에 어느 순간 힘을 소진하고 그때 인간에게 붙잡힌다.

단식을 하면 우리 몸에 어떤 일이 일어날까? 공복으로 반나절이 경과하면 몸속 탄수화물이 대부분 소모된다. 혈액 속에 포도당이 부족해지면 몸은 어쩔 수 없이 지방을 분해해 에너지원으로 사용하기 시작한다. 이때 케톤이란 물질이 만들어진다. 이렇게 몸속에 포도당이 감소하고 케톤이 증가하면, 우리 몸은 지방을 태우는 '케톤 보디'로 변화한다. 케톤 보디가 되면 살이 빠질 뿐 아니라 암 예방에도 도움이 된다. 암 세포는 당을 먹이로 삼기 때문에 당이 줄어들면 암세포가 자랄 수 없다.

"갑자기 음식이 안 들어와. 이러다 죽는 거 아니야?" 공복을 처음 가질 때 우리 몸은 이런 위기 의식을 느꼈을지도 모른다. 하지만 위기는 오히려 우리 몸이 가진 본래 능력을 깨운다. 그 능력이란 바로 지방을 에너지원으로 사용하게 되는 것이다.

이렇게 간헐적 단식은 나를 벼랑으로 몰고 갔고 나에게 날개가 있음을 깨닫게 해주었다. 공복을 가지면 보디빌더로서의 생명이 끝나고 건강이 나빠질 줄 알았는데 단식 이후 나에게 일어난 일들은 예상과는 정반대였다.

"간헐적 단식의 단점은 무엇인가요?"
이 질문을 받고 잠시 생각해보았다. 내 경험에 비추어 볼 때 단점이 없다. 단점이 없는 게 단점이라고 할까? 간헐적 단식을 실천하며 나는 음식과의 전쟁을 끝냈고, 근육통과 불면증에서도 벗어날 수 있었다. 또한 현재 내 몸은 내 인생 어느 시기보다 건강하다. 최근 5년 동안 안정적으로 체중 91~93kg를 유지하고 있고, 건강검진 결과에서도 신체 나이가 20대 후반으로 나왔다. 얼마 전 해병대 전우들과 팔굽혀펴기 1,000개를 했는데 유일하게 1,000개를 해낸 사람이 나다. 단식을 실천하고, 내 몸에 대해 알아갈수록 나는 매일 더 건강해지고 있다.

7년간 간헐적 단식을 실천하며 얻은 가장 큰 혜택은 내가 더욱 건강하고 젊어졌다는 것이다. 나는 단식을 살을 빼거나 근육을 관리하기 위해 하는 게 아니라 건강해지기 위해 실천한다. 그리고 많은 분들의 변화도 가까이에서 지켜보았다.

당뇨와 고지혈증을 진단받아 평생 약을 복용해야 한다던 30대 중반의 젊은 청년이 건강하게 약을 끊은 경우도 있고,

다낭성난소증후군으로 평소 약을 먹지 않으면 생리를 하지 않는다던 20대 후반의 여성이 건강을 회복한 경우도 있었다. 그리고 100kg에 가까운 살을 빼고 요요 없이 건강한 몸을 유지하고 있는 청년도 있다. 나는 그들의 특성과 문제들을 함께 고민하며 간헐적 단식을 단계적으로 시행할 수 있도록 도왔다. 도전자들이 건강을 되찾고 드라마틱하게 변화하는 모습을 보며, 이 방식이 나뿐 아니라 모든 이들에게 도움이 된다는 확신을 갖게 되었다.

단군 신화를 보면 마늘과 쑥을 먹고 100일을 견딘 곰은 마침내 사람이 된다. 이렇게 변화를 가져오려면 적어도 100일은 필요하다. 나 역시 7년 전에는 멋진 몸을 갖기 위해선 입맛을 포기해야 한다, 요요 없이 체중을 유지하려면 피나는 노력을 해야 한다고 말하던 사람이었다. 그런데 간헐적 단식을 만나고 26년간 고수해온 다이어트 상식을 뒤집고, 건강하고 행복해지는 새로운 라이프 스타일을 삶 속으로 받아들였다.

만약 당신이 단식을 통해 건강을 회복하고 살을 빼고자 한다면 최소 100일은 실천해보길 권한다. 너무 무리하거나 스트레스 받지 말고, 몸과 마음의 변화를 열린 마음으로 즐기다

보면 변화는 서서히 찾아올 것이다. 그리고 나의 100일이 어느덧 7년이 된 것처럼, 당신도 간헐적 단식이 가져다주는 유익에 푹 빠지게 될 것이다. 당신의 삶을 완전히 바꿀지도 모를 100일의 도전을 시작해보라! 간헐적 단식 7년차 아놀드 홍이 여러분에게 드리는 마지막 조언이다.

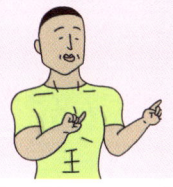

다이어트에 대한 궁금증
아놀드 홍에게 물어봐

나는 사람들과 가깝게 소통하는 것을 좋아한다. 그래서 개인 유튜브와 SNS 활동을 활발하게 하고 있다. 웨이트를 하면서 생방송을 자주 하는데, 사이클을 밟으면서 다이어트와 운동에 대해 강의하기도 하고 질문에 답변을 해주기도 한다. 내 유튜브 채널의 구독자는 내가 가르쳤던 회원들, 11년째 진행하고 있는 재능 기부 프로젝트 '100일간의 약속'의 도전자들, 건강과 체중 감량에 관심이 많은 사람 등 다양하다.

"키가 190인데 어떤 운동이 좋을까요?"
"어떤 운동이 좋다 나쁘다는 없어요. 골고루 해야 해요. 근데 키가 크면 허리가 약할 수 있으니까 백인스텐션 같은 허리 강화 운동을 해주면 좋겠네요."

"허리 수술을 해서 운동을 6주간 쉬어야 해요. 몸이 망가질까 봐 걱정돼요."
"어차피 평생 운동할 건데 잠깐 쉰다고 인생 끝나지 않아요. 일단 몸 회복이 우선이니까 푹 쉬어요."

"학생인데 몸을 가꾸려면 어떻게 해야 할까요?"

"고등학생이에요? 일단 좋은 거 먹어요. 패스트푸드 먹지 말고. 학교에서 틈틈이 푸시업, 턱걸이 같은 거 해봐요. 학생들이 제일 바쁘잖아. 운동할 시간은 앞으로도 많으니까 현재 자기가 처한 상황에서 할 수 있는 일을 열심히 하세요."

"제가 고혈압이 있는데 간헐적 단식을 해보려고 해요. 약을 무조건 끊어야 할까요?"
"아니요, 절대 끊지 마세요. 우선은 단식을 진행하면서 순차적으로 끊으셔야 합니다. 한번에 끊으면 위험해요."

"대장님! 오늘 아침도 만나서 기뻐요! 열심히 달려볼게요."
"우리 도전자! 난 이 시간이 제일 행복해. 밤에 일찍 자는 건 다 너희들을 빨리 만나고 싶어서야. 고마워. 오늘도 힘내자!"

내가 이렇게 사람들과 소통하는 건 다이어트에 대한 사람들의 고정관념을 깨뜨리고 싶어서다. 하루 세끼를 먹어야 건강하다는 생각, 공복에 운동하면 근육량이 줄어든다는 생각 등에 의문을 품게 하고, 클린푸드를 왜 먹어야 하며, 운동은 어떻게 해야 하는지 등에 대해 알려주고 싶다.

현대인은 적게 먹어서가 아닌 많이 먹어서 병이 생긴다. 간헐적 단식으로 우리 몸을 쉬게 하고 클린푸드를 먹는다면 누구나 살을 뺄 수 있다. 그런데 다이어트 산업이 성장하면서 관련 회사들은 소위 살이 빠진다는 각종 보충제와 식이보조제들을 만들어 공격적인 마케팅을 펼치고 있다. 몸 건강의 80%를 결정하는 것이 음식이다. 이런 때일수록 정신을 바짝 차리고 몸에 좋은 음식을 가려서 선택해야 한다.

100일간의 약속 도전자들은 매일 식단 피드백을 한다. 하루 동안 자신이 먹은 음식들이 몸에 어떤 영향을 미치는지 스스로 점검한다. 예를 들어 시리얼을 건강에 좋은 음식으로 알고 드신 분이 있다면, 멘토들이 그 안에 얼마나 많은 액상과당과 첨가물이 포함되어 있는지 알려준다. 그러면 다음부터 음식에 담긴 성분에 주의하게 된다. 그렇게 공부를 해나가다 보면 차츰 좋은 음식을 선택할 수 있는 힘이 생긴다.

이렇게 건강에 도움이 되는 것들을 함께 나누는 일이 건강 전도사로서의 나의 역할이라고 생각한다. 자, 다음은 많은 사람들이 가장 궁금해하는 질문들이다. 혹시 더 궁금한 것이 있다면 나의 유튜브 채널을 구독하면 도움이 될 것이다. 나는 언제든 여러분들과 소통할 준비가 되어 있다.

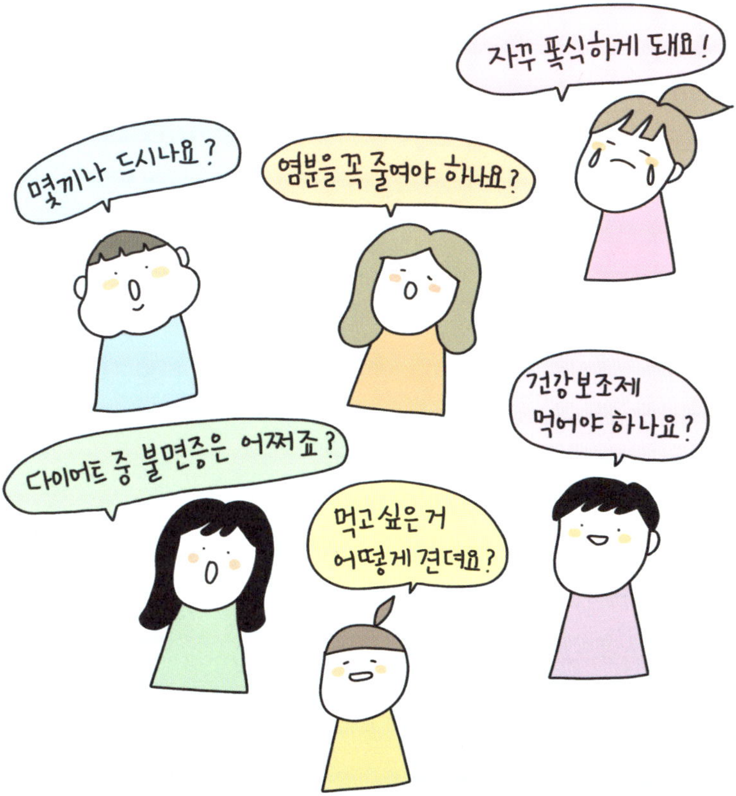
자꾸 폭식하게 돼요!
몇끼나 드시나요?
염분을 꼭 줄여야 하나요?
건강보조제 먹어야 하나요?
다이어트 중 불면증은 어쩌죠?
먹고 싶은 거 어떻게 견뎌요?

Q **다이어트 시작 후 불면증 때문에 힘들어요. 푹 잘 수 있는 방법이 있을까요?**

A 불면증은 영양소 결핍 때문에 일어나요. 몸이 필요한 걸 얻지 못하니까 불안해서 못 자는 거죠. 특정 영양소가 결핍되면 우리 몸은 신호를 보냅니다. 물이든 염분이든 단백질이든 지방이든 똑같아요. "배고프다" 오직 이거 하나입니다. 몸 입장에서는 지금 비상 사태인 거예요. 필요한 게 들어오지 않았는데 자도록 내버려둘 수 있나요? 빨리 깨워서 필요한 걸 먹게 해야죠.

숙면하는 방법이요? 일단 몸이 필요로 하는 걸 주세요. 충분한 수분, 클린푸드가 해답입니다. 그리고 순리를 따르면 됩니다. 해가 뜨면 일어나고 해가 지면 주무세요. 해가 졌는데 핸드폰이나 TV 불빛이 비치면 교감신경이 깨어나요. 교감신경은 햇빛에 반응하는 거고, 부교감은 어둠에 반응합니다. 그래도 안 된다 싶으면 어려운 문학책을 보세요. 제가 가끔 사용하는 방법인데 잠이 참 잘 옵니다.

Q **저염식 때문에 죽겠어요. 염분을 꼭 줄여야 할까요?**

A 다이어트를 할 때 사람들이 가장 오해하는 게 염분을 무조건 줄여야 한다고 생각하는 거예요. 염분은 위액의 산성도를 조절합니다. 염분이 있어야 위가 음식을 녹여서 완전히 소화시킬 수 있어요. 염분을 전혀 먹지 않는다면? 소화 흡수가 일어나지 못해서 영양 결핍이 돼요.

트레이너들이 저염식을 추천하는 건 염분이 과다해질 것을 걱정해서입니다. 과도한 염분은 혈관 내 노폐물, 지방, 당분이 순환되지 못하도록 만드니까요. 결과적으로 혈액순환이 되지 않아서 부종이 생기죠. 저도 일반식을 할 때 찌개를 먹었거든요. 하지만 건더기만 먹고 국물은 먹지 않았어요. 건더기에도 충분한 염분이 배어 있어서 그래요. 지나친 염분 제한은 오히려 몸에 무리가 되니 적당히 드시기 바랍니다.

Q **어떤 음식이 당기는 건 몸에서 그 영양소를 필요로 하기 때문이라던데, 맞나요?**

A 그건 정상적인 호르몬 체계를 가진 사람에게만 일어나요. 갑자기 매운 음식이나 달콤한 것이 당길 때가 있죠?

하지만 그건 정말 몸이 원해서가 아닙니다. 혀는 매운 맛을 통증으로 느끼기 때문에 통증을 완화하기 위해 엔도르핀을 분비합니다. 그래서 매운 걸 먹으면 기분이 좋다고 느끼는 거예요. 스트레스를 받을 때마다 습관적으로 매운 걸 찾는 사람들이 있어요. 그렇다고 고춧가루를 먹는 사람이 있나요? 대신 매운 라면, 닭발, 떡볶이, 매운갈비찜 같은 것들을 찾습니다. 둘 다 똑같이 매운데 무슨 차이일까요? 고춧가루는 자연이 준 그대로의 상태지만 라면, 떡볶이 등에는 식품첨가물이 잔뜩 들어가 있습니다. 첨가물이 사람들을 중독시키는 거죠. 특정 음식, 그 중에서도 가공품이 당긴다면 내가 그 맛에 중독된 거예요.

그러나 단식을 해서 몸이 청소가 잘 된 사람은 몸이 필요로 하는 것을 민감하게 알 수 있어요. 주기적으로 필요한 영양소가 생각나는 거죠. 제 경우 오늘 생선이 먹고 싶다는 생각이 들어서 돌아보면 먹은 지 한 일주일 됐어요. 저는 오늘은 두부와 아보카도를 먹었어요. 갑자기 먹고 싶더라고요. 어제는 돼지고기를 먹었고, 그저께는 소고기에 시금치, 콜라비를 먹었어요. 이렇게 내 몸에 정말로 필요한 것을 먹을 수 있어서 행복합니다. 어려운 거 같죠?

아닙니다. 여러분도 할 수 있어요.

Q 간헐적 단식을 하면 건강보조제, 영양제 같은 건 아예 안 먹어도 되나요?

A 클린푸드란 가공품이 아닌 자연에서 얻은 재료로 만든 음식입니다. 땅에서 얻을 수 있는 클린푸드는 토양의 양분을 끌어 모으고 광합성을 하면서 탄수화물, 지방, 단백질, 무기질, 비타민, 섬유질 등을 만들어요. 그런데 우리가 먹는 음식이 자라나는 터전인 땅이 그리 좋은 상태가 아닙니다. 더 많은 양을 생산하기 위해 땅이 쉴 틈 없이 농사를 짓고, 성장촉진제와 제초제 등도 뿌려서 그래요. 그러다 보니 영양소가 많이 부족한 상태입니다.

제 친구가 내분비계 의사인데 그러더라고요. "과일과 채소는 맛으로 먹고 좋은 보충제를 챙겨 먹어야 해. 요즘은 음식으로만 필요한 영양소를 채우기 힘들다." 사실 전 음식으로 다 채워보겠다는 고집이 있었어요. 그래서 간헐적 단식을 시작하고 비타민이나 보충제를 먹어본 적이 없어요. 그런데 최근에 마음을 바꿨습니다. 종합 검진 결과 호모시스테인 수치가 낮게 나왔거든요. 호모시스테인은 제2

의 콜레스테롤이라고 불리며 당뇨, 고혈압, 심뇌혈관 질환의 주범이에요. 심장병 환자들에게 가장 많이 나타나는 염증 물질이죠. 주로 비타민B가 부족할 때 나타난다고 합니다. '먹는 걸로는 한계가 있구나!' 하고 깨닫고 최근에 비타민B군 영양제를 먹기 시작했습니다. 여러분도 좋은 음식으로 필요 영양소를 채우도록 노력하되 부족한 건 저처럼 영양제로 보충하는 게 좋아요.

Q **자꾸 폭식하게 돼요. 어쩌면 좋죠?**

A 괜찮아요. 정상적인 반응입니다. 저도 하루 일곱 끼까지 먹던 사람이 갑자기 먹는 횟수가 줄어드니까 욕심이 생기더라고요. 일종의 보상 심리죠. 다만 배부르게 충분히 먹는 건 상관없지만 폭식 수준으로 가면 안 됩니다. '이만큼 굶었으니까 먹고 싶은 걸 마음껏 먹어도 된다' 라는 자기합리화를 하면서 마구 먹으면 단식을 하는 의미가 없어요. 사람은 한 끼에 지나치게 많은 양을 먹을 수 없습니다. 몸이 배가 부르다는 신호를 보내면 그만 드셔야 해요. 호르몬 체계가 망가집니다. 저도 처음엔 평소보다 많은 양을 먹었지만 곧 원래 양을 되찾았습니다.

이렇게 생각해보면 어떨까요? 기아와 단식은 다릅니다. 기아는 배고픔이 언제 끝날지 모르는 상태지만, 단식은 정해진 시간이 있잖아요. 행복한 기다림이죠. 그 기다림의 시간을 즐길 줄 알아야 해요. 공복을 가지면 내 몸이 청소가 되고 건강해져요. 만약 너무 견디기 힘들면 먹어도 돼요. 하지만 한꺼번에 폭식하지 말고 먹는 횟수를 늘려보세요. 한 끼만 먹었다면 두 끼로 늘리고, 그것도 힘들면 세끼로 나눠 드세요. 배가 많이 고플 땐 물도 마셔보고요.

폭식은 심리적인 영향이 큰 것 같습니다. 당신은 언제든 먹을 수 있어요. 다만 내 건강과 다이어트를 위해 스스로 자제하고 있을 뿐이에요. 처음엔 힘들지만 차츰 익숙해질 겁니다. 간헐적 단식이 몸에 배면 자연히 양이 줄어들어요. 절 믿어보세요.

Q **먹고 싶은 것이 생기면 어떻게 견뎌야 할까요?**

A 다이어터들의 공통점이 뭔지 아세요? 처음에 작은 것부터 시작하는데 점점 큰 걸 원해요. 사실 나는 케이크가 먹고 싶어요. 근데 먹으면 안 될 것 같아서 식빵부터 시

작해요. 그런데 결국 케이크를 먹어요. 차라리 처음부터 먹고 싶은 걸 먹는 게 더 나았을 겁니다. 하나를 양보하면 그다음 게 생각나거든요. 작은 걸 허락해주면 더 큰 것에 욕심을 내게 되죠. 사람의 욕심이라는 게 끝이 없기 때문입니다.

"지금 빵이 먹고 싶어?"

"네. 식빵 한 조각 먹으려고요."

"진짜 빵이야? 솔직히 말해. 먹고 싶은 게 뭐야?"

"케이크요."

"못 참을 것 같니? 그럼 지금 먹는 게 나을 것 같다. 괜히 식빵 한 조각 먹으면 케이크 생각나서 밤에 잠 못 자."

못 견딜 것 같으면 차선책을 선택하지 말고 처음부터 먹는 게 현명해요. 먹고 다음날 운동 조금 더 하면 되는 거예요. 한 가지 다른 방법도 있습니다.

"대장님, 저 피자가 먹고 싶어 죽겠습니다."

"죽으면 안 되지. 그럼 일단 사와. 대신 내일 아침 새벽에 눈뜨자마자 먹어. 어때?"

"그럴게요."

그럼 다음날 빨리 피자가 먹고 싶어서 일찍 잠자리에 들어요. 그런데 아침에 일어나면 먹고 싶은 생각이 사라져 버리는 경우가 많습니다. 그래서 먹었냐고 물어보면 대부분 "안 먹었어요"라고 합니다. '나는 먹을 수 있지만 안 먹는다' 는 것이 포인트입니다. 이런 식으로 참아 보는 건 어떨까요?

Q 선생님은 하루 몇 끼를 어떻게 드세요? 참고하고 싶어요.

A 단식 시간은 자신이 창의적으로 만들 수 있어요. 주 단위의 경우 5:2, 하루 단위는 16:8, 20:4, 22:2 등 스스로에게 맞고 편한 대로 선택하면 돼요. 하지만 24시간이 넘어가는 것은 초보자의 경우 위험할 수 있습니다. 무리하지 말고 자신의 상태를 봐가면서 하세요. 간헐적 단식은 기성복이 아닌 맞춤복입니다. 최소 10시간부터 차츰 늘려가면 돼요. 하루 몇 끼를 먹어야 하느냐고 묻는 분들이 많은데 정해진 건 없어요. 한 끼부터 세끼까지 자신의 컨디션에 따라 조절하세요.

최근 안타까운 기사를 봤어요. 23시간 단식을 하고 하루 한 끼로 무려 5,000칼로리를 먹은 십대가 오히려 병에 걸린 거죠. 단식은 폭식을 하기 위한 방편이 아닙니다. 단식을 가짐으로써 내 몸을 청소하고 더 건강해지기 위해서죠. 그러니 절대 무리하지 마세요.

저 같은 경우는 7년째 16:8 단식 방법인 '클린식스틴'을 실천하다 보니 한 끼만 먹어도 배가 고프지 않은 노하우가 생기더군요. 한 끼는 무조건 고기를 먹고 있어요. 돼지고기, 소고기, 닭고기, 오리고기, 생선 등 먹고 싶은 걸 고르죠. 배가 충분히 부를 때까지 맛있게 먹으면 보통 저녁 때까지 배가 안 고파요. 고기가 소화되는데 8~9시간이 걸리기 때문입니다. 그리고 저녁에 배가 고프면 과일, 견과류, 탄수화물을 조금 먹습니다. 왜 탄수화물을 먹냐면 소화도 빨리 되고 세로토닌 수치가 높아져서 잠이 잘 와요. 단, 과일과 고기는 섞어 먹지 않습니다. 이렇게 보통 한두 끼를 먹으며 살고 있는데 정말 편해요. 여러분도 자신에게 맞는 방법을 찾아보세요.

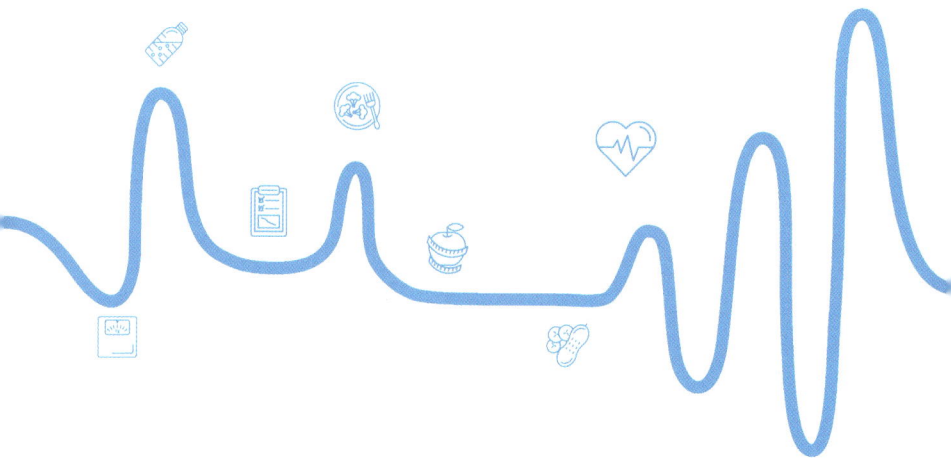

**공복 시간은 내 몸을 회복시키고
저절로 살이 빠지는 몸으로 변화시킨다.**

"우리가 언제 단것이 당기지 않은 적이 있었나?"

여성의 다이어트와 간헐적 단식
1년 차 간헐적 단식러 에스더 킴

4

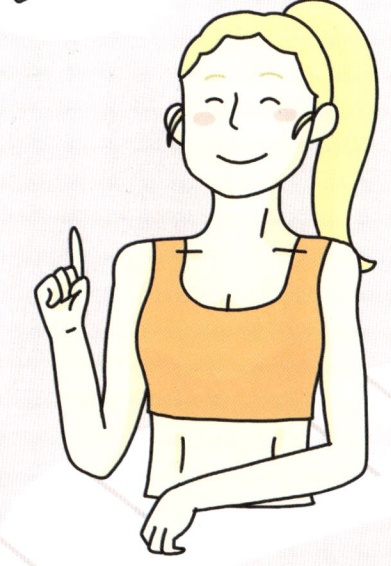

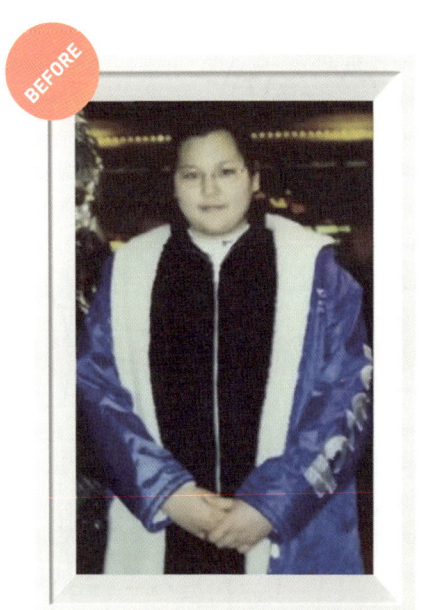
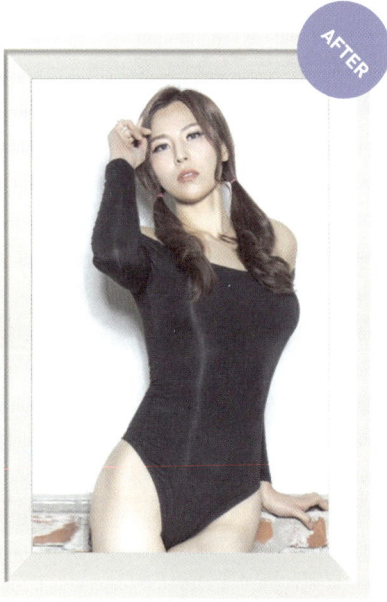

음식으로부터의
자유는 영원히
오지 않을 것 같았던
시간...

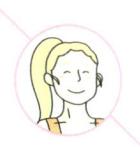

현직 피트니스 모델의
흑역사 보고 가세요

"아니 무슨 여자가 덩치가 이렇게 커? 모델이에요? 아니면 농구 선수야?"

낯선 사람들에게 이런 질문을 받으면 몹시 당황스럽다. 특히 '덩치'라는 단어가 가슴에 콕 박힌다. 그 말을 들을 때마다 수치심을 느꼈다.

"운동 선수예요?"

보통은 살이 쪘을 때 받는 질문이다.

"모델이에요?"

기왕이면 다홍치마라고, 이렇게 물어주면 그나마 기분이 나았다.

키 180cm. 넓은 어깨. 작은 얼굴. 사람들은 나를 만날 때 큰 키에 한 번 놀라고, 한국인이라는 사실에 두 번 놀란다. 하얀 피부에 머리를 밝게 염색하면 어김없이 영어로 말을 건다.

자기 호기심을 채우기 위한 질문을 하거나, 듣는 사람을 생각하지 않고 무례한 표현을 하는 사람들이 있다. 길을 걷다가 비속어를 섞어가며 내 이야기를 하는 걸 듣고 심상이 철렁한 적이 한두 번이 아니었다. 나를 향한 시선이 점점 무서워졌다. 그래서 언제부턴가 사람들과 눈을 마주치지 않으려고 허공을 보며 걷기 시작했다.

'키가 큰 게 잘못인가? 살찐 게 죽을 죄야? 아니잖아. 근데 넌 왜 자꾸 움츠러드는 거니.'

사람들에게, 그리고 나 자신에게 화가 났다. '다름'을 '잘못'으로 받아들이는 사회. 그게 내가 온몸으로 느껴온 대한민국이라는 나라의 특성 중 하나였다. 내가 본 우리나라의 키 큰 여성들은 키를 작아 보이게 만드느라 어깨가 구부정하다. 그리고 살찐 여자들은 사람들 시선 때문에 밖에 나오길 두려워한다.

어린 시절 친구들은 나를 거인이라고 불렀다. 또래보다 머리 하나가 더 크고 튼실한 팔뚝과 허벅지, 터질 듯한 볼살과 삼중 턱을 가진 전형적인 소아비만의 모습이었다. 초등학교 저학년 때 체중 40kg을 가뿐하게 넘겼으며, 초등학교 고학년 때는 '아줌마'라는 소리도 들어봤다.

  바지는 허벅지 사이가 닳아 천을 덧대는 일이 부지기수였다. 옷도 성인 남성 사이즈를 입어야 해서 이태원 큰옷 매장에 가야 했던 일은 지금도 끔찍한 기억으로 남아 있다. 중학교 때 친구들은 사춘기 소녀 특유의 발랄함으로 빛났지만, 나는 혼자 회색빛 우울의 늪으로 점점 빠져들었다. 선생님을 비롯한 학교의 어느 누구도 나를 좋아해주지 않았다. 중학교 2학년, 고작 열다섯 살이던 여자아이는 몸집이 커지는 만큼 사회에서는 점점 쪼그라들고 있었다.

나 에스더 킴의 이야기다. 내가 가르치는 회원 분들과 100일간의 약속 멘티 분들에게 이런 이야기를 하면 다들 놀란다. 그리고 과거 사진을 보여드리면 더욱 놀란다. 현재 내 모습과 완전히 다르기 때문이다.

"초등학교 저학년 때 이미 40kg이 넘었어요. 고학년 때는 아줌마 소리도 들어봤다니까요. 키도 덩치도 크고, 고도근시용 안경까지 썼으니 볼 만했죠."

"멘토 님은 처음부터 날씬한 줄 알았어요."

"아니요. 저 완전 뚱뚱했어요. 하지만 지금 이렇게 건강하잖아요. 그러니까 다들 희망을 가지세요. 다이어트 알고 보면 별거 아니에요."

어릴 때부터 소아비만이었던 나는 15살에 90kg에 육박했다. 20대에는 전신 지방흡입까지 했었다. 하지만 현재 나는 두 아이의 엄마이자 헬스 트레이너, 피트니스 모델로 활발하게 활동하고 있다. 또 100일간의 약속에서 멘토로 봉사하고 있다.

부끄러운 과거를 담담하게 털어놓을 수 있는 건 현재 나는 행복하기 때문이다. '흑역사'를 당당하게 공개하고 나면 나를 보는 눈빛들이 조금은 달라진다. 믿음을 갖기 위해선 사례가 중요하지 않은가. '비포&애프터'가 확실한 나를 보고 사람들은 용기를 얻는다. 내 흑역사가 누군가에게 나도 할 수 있다는 용기를 준다면, 나는 몇 번이고 내 과거를 펼쳐 보여 줄 것이다.

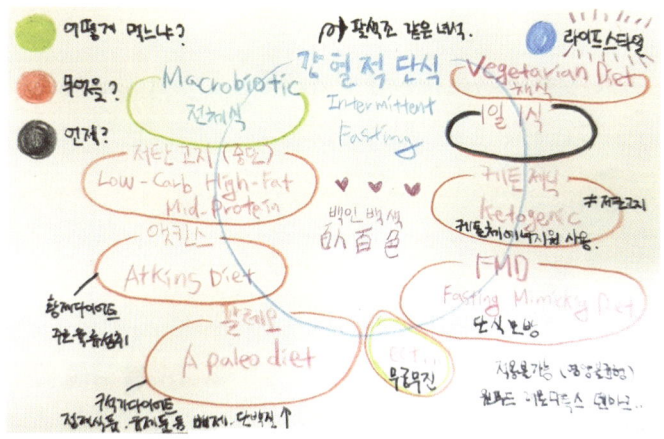

나는 2018년 9월 '100일간의 약속' 32기 참가자로 간헐적 단식과 만났다. 그리고 현재 약 1년간 단식을 실천하고 있다. 나는 지금 단식을 실천하며 내 몸을 사랑하는 방법을 배우고, 자신의 스타일에 맞게 변용해가는 과정 중에 있다.

내게 간헐적 단식은 '방황 끝에 찾은 자유'이자 '평생 부담 없이 유지할 수 있는 라이프 스타일'이다. 극단적인 다이어트와 지방흡입까지 경험한 나는 이 방식을 통해 음식과 살에 대한 강박, 스트레스를 날려버릴 수 있었다. 이 방식은 내가 경험한 어떤 다이어트보다 편하고, 건강하며, 맛있는 음식을 배부르게 먹을 수 있다.

나도 한때는 건강과 날씬함이 공존하기 힘들다고 생각했다. 예쁘고 날씬한 몸을 만들기 위해 건강을 망치는 경우가 많기 때문이다. 하지만 이제는 안다. 건강함과 날씬함, 아름다움은 동의라는 것을. 우리가 그토록 얻고 싶어 하던 '왕관'은 건강을 회복함으로써 자연스럽게 얻어지는 것이었다. 이 단순한 진리를 알기 위해 참 먼 길을 돌아왔다는 생각이 든다. 하지만 내가 돌아오며 겪었던 모든 일들이 오늘날 나를 키운 토양이 되었다고 믿어 의심치 않는다.

  나의 경험과 조언이 다이어트로 힘들어하는 분들, 특히 여성분들에게 도움이 된다면 좋겠다. 우리 다시는 날씬한 몸을 위해 건강을 잃지 말자. 대신 건강을 회복함으로써 날씬함과 아름다움을 되찾자. 당신이 준비해야 하는 것은 오직 하나, 나 자신을 사랑하고 아끼겠다는 결심뿐이다.

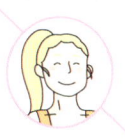

"정말 삼겹살 먹어도 돼요?"

나의 첫 다이어트는 중학교 2학년 때 시작되었다. 당시 나는 살이 쪘다는 이유만으로 모르는 사람들에게 모욕적인 말을 들었고, 학교에선 왕따를 당했다. 점심을 같이 먹을 친구가 없어서 화장실에 숨어 밥을 먹기도 했다. 죽고 싶다는 생각까지 하던 시절이다. 정신적으로 황폐했고 몸에도 이상 신호가 오기 시작했다. 밤에는 다리에 쥐가 나서 잠을 편히 잘 수 없었고, 흉통으로 고통스러웠다. 일단 무서웠다. 이러다가 밤에 아무도 모르게 죽을 것만 같았다.

내가 어릴 때만 해도 어릴 때 살은 다 키로 간다며 통통한 모습을 귀엽게 보는 분위기가 있었다. 아이도 살이 찌면 대사성질환이 생길 수 있다는 생각을 하지 않았다. 우리 부모님도 마찬가지였다. 나는 유치원 때부터 운동을 열심히 했고 집안에 살이 찐 사람도 없었기 때문에 언젠가 살이 빠질 거라고 생각하신 모양이다.

"얘 살 빼줘야 하는 거 아니니?"

어느 날 우리 집에 찾아온 이모가 엄마에게 말씀하셨다. 내가 매일 밤 쥐가 나서 잠을 못 잔다는 말을 듣고 걱정을 하신 것이다. 그리고 당시 유행하기 시작한 체중조절 제품을 권해주셨다. 그렇게 내 인생 첫 다이어트가 시작되었다. 아침 저녁은 체중조절 식품을 먹고, 점심은 학교에서 급식을 먹었다. 그리고 2개월 만에 18kg을 감량했다.

당시엔 제품이 좋아서 살이 빠졌다고 생각했다. 그런데 성인이 되어서 다시 같은 방식으로 다이어트를 했을 땐 효과가 없었다. 나는 중학생 때 다이어트를 계기로 기름진 음식, 인스턴트 등을 끊은 상태였다. 이미 식습관이 교정되어 비만일 때처럼 효과를 볼 수 없었던 것이다. 하지만 당시엔 이유를 알지 못했다.

중학교 2학년 때 비만에서 탈출한 나는 매우 엄격한 식이

제한을 했다. 햄버거, 콜라, 과자 같은 간식들을 끊었다. 고기는 지방이 없는 부위만 골라 먹었고, 음식을 싱겁게 먹으려고 노력했다. 달걀은 노른자에 콜레스테롤이 많다고 해서 흰자만 먹었다. 과일 종류도 많이 먹지 않았다.

대학교에 들어가서 술자리를 자주 갖고, 잠시 해외에 나가 있기도 하면서 다시 살이 쪘다. 하지만 어릴 때처럼 고도비만 상태까지 가진 않았다. 그래도 체중을 잴 때마다 스트레스가 쌓였고, 음식을 조절하며 먹느라 신경이 예민해졌다. 평생 다이어트를 끝내지 못할 것 같다는 생각에 끝없이 우울해지도 했다. 친구의 생일 모임에서 케이크를 애써 외면하고, 커피전문점에 가면 살이 찔까봐 허브티만 주문했다. 어린 시절의 상처는 나에게 살이 찌는 것에 대한 극도의 공포심을 갖게 했다. 음식으로부터의 자유는 영원히 오지 않을 것 같았다.

그런데 2018년 9월, 나는 보쌈집에서 김이 모락모락 오르는 고기를 앞에 두고 있었다. 고소한 냄새가 후각을 자극하고 군침이 돌았다. 나는 아놀드 홍 선생님 얼굴 한 번, 고기 한 번 번갈아가며 쳐다보았다.

"이거 정말 먹어도 돼요? 기름이 이렇게나 많은데 살찌지 않아요?"

"걱정 마. 건강한 음식은 살 안 쪄. 식기 전에 먹자."

나는 중학교 2학년 이후 고기는 살이 찐다는 생각에 거의 먹지 않았다. 기름기 없는 목살도 어쩌다 먹을 땐 가위를 들고 지방을 남김없이 잘라냈고, 족발, 편육도 모두 금기 식품이었다. 특히 삼겹살은 절대 먹지 않았다. 선생님 말만 믿고 고기를 입에 넣었다. 20년 만에 먹는 두꺼운 지방 부분의 족발은 눈물이 날 만큼 맛있었다. 식사를 마치고 선생님이 말씀하셨다. "맛있지? 이런 거 먹으면서 건강하게 다이어트 할 수 있어." 그날 선생님이 나에게 깨우침을 주지 않았더라면 오늘의 에스더 킴은 없었을 것이다.

'100일간의 약속' 프로젝트에 참여할 당시 나의 몸 상태는 키 180cm, 체중 77.5kg, 근육량 32.5kg, 체지방량 19.0kg이었다. 그리고 나의 식단은 보디빌더식이었다. 한 번 시작하면 고지식하게 밀어붙이는 성격이라 식단과 운동량을 철저히 지키며 열심히 했다.

그 무렵 나는 정신적으로 힘든 시기였다. 전 남편이 남긴 빚, 소중한 아이의 장애가 무거운 돌처럼 나를 짓눌렀다. 그래서 열심히 해도 성과가 좋지 않았다. 100일간의 약속은 서

바이벌 식으로 운영되고 있는데 결국 1군에서 2군으로 떨어졌다. 그러다 아버지 기일을 챙기러 갔다가 먹을 것이 없어서 어쩔 수 없이 먹게 된 음식 때문에 담당 멘토에게 상처가 되는 말을 듣고 무너지고 말았다. 스트레스가 심한 상태였기 때문에 그 일이 기폭제가 된 것이다. 나는 프로젝트를 그만두는 일을 진지하게 고민했다. 그때 선생님께서 나를 부르셨다.

선생님은 내가 누구보다 일찍 나와서 운동하는 걸 알고 계셨다. 열심히 하는데 왜 결과가 좋지 않은지 궁금했다고 하셨다. 내가 개인적인 사정을 말씀드리자 "잘 자고 잘 먹는 게 다이어트의 기본인데 살이 안 빠지는 이유가 있었구나" 하셨다. 그리고 "간헐적 단식 한 번 해볼래?"라고 권하셨다.

처음엔 그게 뭔지 정확히 몰랐다. 하지만 선생님이 산증인이었기에 신뢰해도 될 것 같았다. 또한 너무 지쳐 있던 시기라 음식 스트레스 하나만이라도 덜고 싶었다.

선생님과 오랜만에 삼겹살을 먹은 날, 기분이 날아갈 듯 좋았다. 이렇게 맛있는 음식을 먹고도 다이어트를 할 수 있다니 놀라울 뿐이었다. 그리고 내가 음식에 대해 제대로 알지 못했다는 생각이 들었다. 그날 이후 나는 기존에 해오던 엄격한 식이 제한과는 완전히 다른 방식에 대해 공부하기 시작했다.

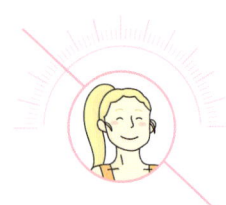

간헐적 단식은 'DIY'다

간헐적 단식은 '나에게 꼭 맞는 옷을 맞춰 입는 과정'이라고 말하면 보통 고개를 갸웃 하신다. 엄격한 보디빌더식에 익숙한 나도 처음에는 같은 반응이었다. 하지만 이 방식은 정말 'DIY'의 개념으로 받아들여야 한다. 이 세상에 똑같은 사람은 없기 때문이다. 음식의 경우만 해도 사람에 따라 달걀, 새우, 파인애플, 땅콩 등 특정 음식에 알레르기가 있을 수 있다. 생선이 안 맞는 사람도 있고, 고기가 안 맞는 사람도 있다. 어떤 것이 나에게 안 맞고 잘 맞는지는 스스로 공부하고 경험해가며 알아야 한다.

다음에 소개하는 나의 단식 방법은 아놀드 홍 선생님의 조언을 얻어 나에게 맞게 만든 것이다.

원칙

- 특별한 경우를 제외하고는 쉬는 날 없이 간헐적 단식을 한다.
- '16:8' 방식을 기본으로 하되, 잠을 충분히 못 잤거나 컨디션이 좋지 않은 경우에는 1~2시간 일찍 단식을 깨기도 한다.

식단

[채소]

- 경엽채류(알배추, 깻잎, 시금치, 양파, 마늘, 아스파라거스, 죽순, 샐러리 등)_ 양의 제한을 두지 않고 배부르게 먹는다.
- 근채류(당근, 우엉, 무, 고구마, 마, 연근, 감자 등)_ 전분이나 당류가 인슐린을 자극할 수 있으니 제한하여 조금씩 먹는다.
- 과채류(토마토, 파프리카, 가지, 오이, 호박, 참외, 고추 등)_ 가짓과 식품의 경우 히스타민 반응이 있을 수 있다. 섭취 시 반나절 동안의 컨디션을 보며 적당히 먹는다.

[육류]

- 돼지, 소, 닭, 오리, 양 등의 고기를 섭취 시, 한 끼 또는 하루에 여러 고기를 섞어 먹는 것보다는 최소 2일 단위로 바꿔가며 한 가지씩 먹는 것을 권한다.
- 단백질을 과하게 섭취하면 탄수화물 또는 지방으로 바뀔 수 있을 뿐 아니라, 간에서 해독을 해야 하므로 적당량을 섭취해야 한다.

[어류]

- 고등어, 삼치, 뱅어 등 다양한 어류 이용 가능

[유제품]

- 자연버터(자연 치즈인지 확인 후 구매할 것)

[오일류]

- 압착과 정제 과정에서 화학적 공정을 최소화하고, 착유한 지 오래되지 않은 것.

[견과류]

- 곰팡이 독소 문제가 있어 가능한 보존과 유통 기간이 길지 않은 것으로 선택한다. 아몬드, 피칸, 브라질너트 등을 활용하고, 특히 소포장 되어 있는 견과류의 경우, 건크랜베리, 건포도 등 건과일을 함유하거나 초콜릿이 코팅된 카카오닙스 등이 있어 선택 시 주의해야 한다.

포인트

- 아는 것이 힘! 간헐적 단식, 식품첨가물과 가공식품에 대해 공부하기
- '못 먹는 것'이 아닌, 먹을 수 있지만 '안 먹는 것'을 선택하기
- 음식에 대한 과도한 집착이나 강박이 생기지 않도록 대비하기
- 스트레스 제로! 마음 다스리기

이 방식을 보고 누가 "저도 이렇게 하면 되겠네요?"라고 말한다면 나는 참고만 하라고 얘기한다. 나도 아놀드 홍 선생님의 방법을 그대로 따라하지 않았다. 앞에서 말했듯 세상에 똑같은 사람은 없기 때문이다. 다른 사람의 방식은 좋은 참고 자료가 될 수 있다. 참고했다면 이제 'Do it Yourself'다.

나는 간헐적 단식을 하는 분들을 위해 음식 계정을 운영하고 있다. 등갈비와 직접 키운 로즈마리, 적양파를 넣고 익힌 다음 참기름을 듬뿍 뿌려 먹는 참기름 돼지갈비찜, 신선한 새우와 올리브유, 토마토 등을 넣어 익힌 새우감바스, 치커리와 딸기, 토마토를 넣은 연어샐러드 등 메뉴는 다양

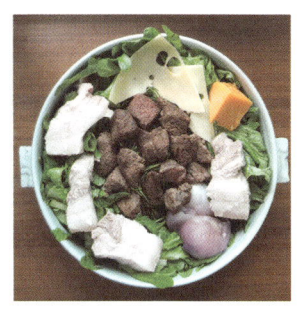 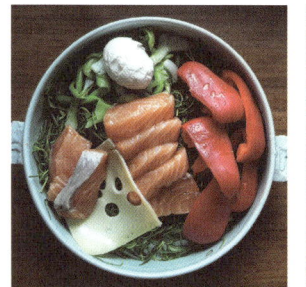 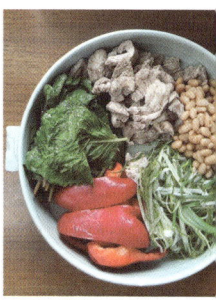

하다. 이렇게 한 그릇 예쁘게 차려놓고 먹으면 든든할 뿐 아니라 나에게 꼭 필요한 영양소를 주었다는 생각에 기분도 좋아진다.

내가 먹는 음식이 만들기 어려워 보일 수 있지만 전혀 그렇지 않다. 오히려 한식이 훨씬 어렵다. 나는 음식을 일주일 단위로 준비한다. 돼지 앞다리 살을 월계수잎, 통양파, 마늘을 넣고 한솥 끓여서 소분해 놓는다. 야채 스틱은 매번 준비하려면 번거롭지만 일주일 치를 미리 준비해 놓으면 편하다.

나는 간헐적 단식 기반의 저탄고지를 실천하고 있어서 밖에서 먹을 땐 주로 샐러드를 먹을 수 있는 곳이나 고깃집을 찾는다. 샐러드를 먹을 땐 빵을 제외하고 고기, 치즈, 버터 중 추가할 수 있는 것을 추가해 먹는다. 나 자신을 위한다고 생각하면

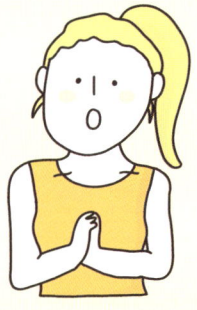
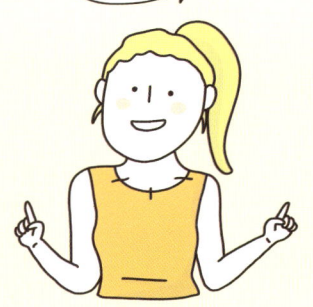
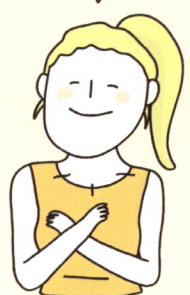

그리 귀찮지 않다.

나는 현재의 식단을 평생 유지할 수 있을 것 같다. 내가 독한 사람이라 그런 게 아니다. 누구나 그렇듯 나 역시 스트레스 받는 걸 정말 싫어한다. 내가 간헐적 단식과 현재의 식단을 유지하는 것은 쉽고 편하고 만족감이 크기 때문이다. 살이 빠지는 것은 물론이고 예뻐지고 건강해진다. 또 에너지가 크게 올라간다. 간헐적 단식을 경험해본 많은 분들도 각각의 효과를 얻고 있다. 고질적인 잇몸 염증이 사라졌다는 분, 항상 기운이 없었는데 활력이 넘친다는 분, 생리불순을 해결했다는 분, 그리고 날씬하고 예뻐졌다는 분 등 다양하다.

음식 선택과 관련해서 말씀드리자면 기본은 '클린푸드'다. 자연에서 온 것, 사람의 손이 최소한으로 닿은 것이 가장 좋다. 안에 뭐가 들었는지 성분표를 확인해야 한다면 일단 피하자. 인위적인 단맛도 배제해야 한다. 그리고 많은 분들이 무염을 맹신하는데 소금은 우리 몸에 꼭 필요한 성분이다. 찌개의 국물을 먹지 않는 정도면 충분하다.

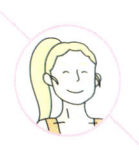

입맛을 디톡스하라

"저칼로리 다이어트 소스와 샐러드 드레싱 목록을 추천받았어요!"

"아이고, 찬물 끼얹어서 어쩌죠? 칼로리는 중요하지 않아요. 시중에서 파는 소스에는 인위적인 맛을 내는 식품첨가제가 들어 있답니다."

"채소를 싫어해서 소스 맛으로 먹으려 했는데 안 될까요?"

"각종 드레싱 없이 그 자체의 맛을 느끼는 것에 익숙해지셔야 해요."

여기까지 말하면 질문하신 분 표정이 어두워진다. 조금이라도 맛있게 먹으려는 시도에 내가 '삑!' 하고 오답 버튼을 눌

렸기 때문이다. 라면을 좋아하는 또 다른 분의 이야기다.

"0칼로리 곤약면을 발견했어요. 먹어도 괜찮죠?"

"칼로리는 중요하지 않아요. 그게 몸에 좋은 영양분인지 아닌지가 중요하죠. 곤약면은 칼로리가 낮고 포만감을 주지만 영양가는 없고 인슐린은 자극합니다. 이런 식품들을 먹는 패턴을 지속하면 기초대사량이 감소해서 결국 살이 찌는 몸이 된답니다."

"라면과 비슷한 식감이라도 먹고 싶었어요."

"특정 음식에 중독된 입맛을 고치지 못하고 유사한 대체재를 찾으면 결국 그 음식을 놓지 못해요. 이 기회에 확 끊어 보세요."

'단식 시간만 지키면 내가 먹고 싶은 것을 모두 먹으면서 살을 뺄 수 있다'

이는 간헐적 단식에 대해 극히 일부분만을 보고 말하는 대표적인 오해다. 그래서 피자, 치킨, 라면, 인스턴트 음식을 먹는 사람들이 있고, 저칼로리, 0칼로리를 앞세워 출시된 음식들을 먹어도 괜찮다고 생각한다. 간헐적 단식을 시작하는 분들이 가장 처음으로 해야 하는 일이 바로 이러한 오해를 바로잡는 것이다. 실망감을 느꼈는가? 오히려 축하할 일이다. 평생 건강하면서 아름다운 몸을 유지할 수 있는 가장 쉬운 라이프 스타일을 제대로 만났기 때문이다.

다이어트를 하겠다는 결심으로 PT 결제를 한 많은 분들이 가장 먼저 하는 일이 다이어트 식품 쇼핑이다. 곤약젤리, 닭가슴살칩, 고구마칩, 다이어트도시락, 닭가슴살소시지 등을 잔뜩 구매한다. 그러나 이런 것들을 먹다 보면 결국 다이어트에 실패할 확률이 높다. "0칼로리는 살이 안 찌는 거 아닌가요?", "기초대사량 이하로 먹으면 살이 빠지지 않나요?" 이런 의문을 갖는 분들도 계실 것이다.

한번 생각해보자. 닭가슴살칩을 사는 이유는 뭘까? 그건 과자를 좋아하기 때문이다. 치즈맛, 갈비맛 닭가슴살소시지를 사는 이유는? 평소 먹던 양념 맛이 강한 음식을 포기하지 못하기 때문이다. 다이어트를 할 때는 수많은 음식들이 금지된다. 하지만 그 자리는 곧 다이어트 식품들로 채워진다. 문제는 이런 대체재들이 그 음식에 대한 갈망을 더 높인다는 데 있다. 다시 말해 닭가슴살에서 과자로 넘어가는 것, 매운맛 닭가슴살소시지에서 양념치킨으로 넘어가는 건 순식간이다.

운동을 참 열심히 하는 C라는 분의 문제는 음식이었다. 스팸이 없으면 밥을 먹지 못했고, 채소나 과일은 전혀 입에 대지 않았다. 가공식품에 오랫동안 길들여져 있어서 파프리카, 오이 등 야채 맛을 느끼지 못했다.

"정말 스팸을 끊고 싶어요. 그런데 줄여보려고 해도 안 돼요."

"중독되서 그래요. 그럴 때 단계적으로 끊는 것보다는 아예 끊는 게 좋아요."

"제가 할 수 있을까요?"

"시도해보세요. 입맛 디톡스를 하고 나면 스팸 맛이 다르게 느껴질 거예요."

그분은 내 말을 듣고 일주일간 스팸을 끊었다. 처음엔 먹고 싶어 죽을 것 같았는데 점점 견딜 만했다고 한다. 그러는 사이 몸에 좋은 생야채들, 재료 본연의 맛을 느낄 수 있는 음식들에 익숙해지기 시작했다. 그분은 파프리카의 단맛이 이렇게 좋다는 걸 처음 알게 되었다고 했다.

일주일 뒤, 나는 그분에게 스팸을 다시 먹어보라고 말씀드렸다.

"스팸이 원래 이렇게 짰나요? 왜 전에는 못 느꼈지?"

그분은 당황스러운 얼굴로 젓가락을 내려놓았다.

"입맛 디톡스가 된 거예요. 스팸은 원래 이렇게 짜답니다. 그런데 중독되서 느끼지 못했던 거죠. 이제 파프리카가 드실 만하죠?"

"네. 전에는 이 달콤함을 왜 느끼지 못했을까 싶을 정도예요."

"축하드려요. 자연스러운 음식이 맛있어질 때 진짜 싸울 힘이 생깁니다!"

요즘 식품회사들은 대체재를 참 잘 만든다. 이럴 때일수록 다이어터들이 정신을 똑바로 차려야 한다. 닭가슴살소시지, 닭가슴살칩, 0칼로리 곤약젤리 등 맛있는 다이어트 식품들을 조심하자. 그런 가공식품 안에는 몸에 좋지 않은 식품첨가물이 잔뜩 들어 있다. 이 식품들이 단기간에 살을 빼는 데는 효과가 있을지 몰라도 결코 요요 없는 다이어트 방식이 되진 못한다. 나의 욕망을 합리화시키는 대체재가 될 뿐이다. 혹시 끊고 싶은 음식이 있는가? 식단 구성에 긍정적인 변화를 원하는가? 그렇다면 평소 먹는 가공식품들을 딱 일주일만 끊어보자. 입맛 디톡스를 한 번 하고 나면 그때부턴 다이어트가 정말 쉬워진다.

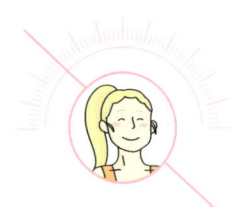

다이어트는 나를 사랑하는 방식의 다른 이름이다

나는 중학교 2학년 때 90kg에 육박했고, 밤마다 쥐가 나고 흉통에 시달리는 등 건강에 적신호가 켜졌다. 이제는 정말 살을 빼야 한다는 생각을 하던 때, 내 다이어트 의지를 불태우는 결정적인 사건이 터졌다.

중학교 때 나는 1시간 10여 분 거리의 꽤 먼 길을 통학했다. 지하철 계단을 오르는데 이상하게 종아리 부근이 시원했다. '뭐지?' 몇 걸음 올라가다가 이상해서 손으로 만져 봤는데 맙소사! 끈적한 것은 분명 침이었다. 뒤를 돌아보니 남학생 둘이 킬킬 웃고 있었다. 그제야 상황 파악이 됐다.

뚱뚱한 내가 얼마나 역겨웠으면 침을 뱉었을까? 살찐 내 모습에 익숙해져서 어지간한 자극에는 내성이 생겼을 뿐 아니라, 현실을 외면하며 살아온 소심한 여학생에겐 참 가혹한 날이었다. 집으로 돌아와 거울 앞에 섰다. 그 안에 비친 내 모습이 끔찍하게 느껴졌다.

  그날의 충격 때문에 나는 불과 3개월 만에 18kg를 감량했다. 이렇게 사느니 죽는 게 나았다. 죽기 아니면 까무러치기의 각오로 다이어트에 임했다. 먹을 것을 찾아 한 시간에 몇 번씩 냉장고를 뒤지던 나의 변화에 가족들도 놀랐다.

그 시절의 나를 떠올리면 가슴 한구석에 아릿한 통증이 느껴진다. 무심코 던진 말과 무언의 시선이 때로 칼보다 날카롭게 한 사람을 찌른다는 걸 왜 사람들은 모를까. 그날 내 다리에 묻었던 침과 남학생들의 웃음 소리는 오랫동안 나를 따라다녔다. 과거로 갈 수 있다면 나는 그 학생들의 무례함을 꾸짖을 것이다. 그리고 슬퍼하고 있던 어린 소녀에게 이 말을 꼭 해줄 것이다.

  "네 마음은 쓰레기통이 아니야. 누가 너를 향해 쓰레기를 던진다 해도 그걸 끌어안고 끙끙댈 필요는 없어. 널 사랑하지 않는 사람은 너에게 상처를 줄 수 없단다. 누가 쓰레기를 주면 받지 말고 던져버리렴. 너 자신을 소중히 여기도록 해. 너에게 아무 의미 없는 타인이 네 중심을 흔들도록 내버려두지 마."

그때 내 다이어트의 원동력은 침을 뱉은 남학생들이었다. 덕분에 평소 좋아하던 음식들도 죽기 살기로 끊었다. 하지만 만약 나 자신을 위해 다이어트를 시작했다면 어땠을까? 아마 그렇게까지 고통스럽진 않았을 것이다. 나를 사랑해서, 나의 건강을 위해서 나쁜 음식을 끊고 다이어트를 하는 일이 어떻게 비참할 수가 있을까? 오히려 스스로가 자랑스럽게 느껴질 것이다.

나는 다이어트가 타인의 시선에 나를 맞추기 위함이 아니라 자기 사랑에서부터 시작되어야 한다고 생각한다. 다이어트는 나를 사랑하는 방식의 다른 이름이다. 그러다 보면 나 자신을 위해 과거와는 다른 선택을 하게 된다.

"제가 오늘 인슐린에 대해 보내드린 자료 읽어보시고 내일 같이 이야기 나눠요."

나는 100일간의 약속 멘티들에게 공부하자는 말을 자주 한다. 단식의 원리, 인슐린과 인슐린 저항성, 건강과 물에 대해 이해할 수 있는 유튜브 강좌는 물론 책도 소개한다. 공부는 내 몸에 대한 시야를 넓혀 준다. 그러면 자신을 사랑하는 올바른 방법을 알게 된다.

보디빌더식에 익숙한 분들은 간헐적 단식의 식단을 무척 낯설어 한다. 그래서 어떻게 먹어야 할지에 대한 공부가 필요하다. 요요가 오는 것을 방지하기 위해서도 우리 몸에 대한 공부가 필요하다.

내가 이끄는 팀에 부녀가 참가한 적이 있다. 중학생 딸과 아버지는 둘 다 고도비만이었다. 아버지는 공부하자는 나의 요청을 처음에는 탐탁지 않아 하셨다. 그런데 시간이 지날수록 달라졌고 결국 다이어트에 성공했다. 반면 딸은 결과가 좋지 못했다. 성패를 가른 것은 지식이었다. 아버지는 공부를 함으로써 자신이 그동안 왜 살이 쪘는지, 그리고 어떻게 하면 살이 빠지는지에 대해 이해하게 되었다.

"진작 공부를 했더라면 좋았을 텐데 왜 몰랐을까요? 이제 음식을 언제 어떻게 먹어야 할지 알 것 같아요."

그분은 자신의 건강을 위해 좋아하는 술과 인스턴트 식품을 완전히 끊었다. 누구의 강요에 의한 것이 아닌 자신을 사랑하기 때문에 내린 자발적인 결정이었다. 그래서 다이어트도 성공할 수 있었던 것이다.

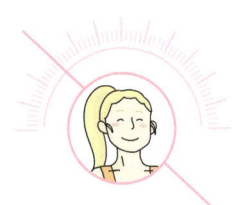

여성의 다이어트 어떻게 다를까?

최근 우리 사회에는 남녀의 기질이나 역할에 대한 고정관념을 타파하고 평등한 사회로 나아가려는 움직임이 커지고 있다. 이러한 젠더 평등과 관계없이 남녀는 분명한 신체적 차이가 있다.

가장 큰 차이점은 호르몬이다. 남성은 테스토스테론이라는 남성호르몬의 영향으로 살이 잘 찌지 않고, 찌더라도 배에 살이 붙는 복부지방형이다. 반면 여성은 에스트로겐이라는 여성호르몬의 영향을 받아 임신 후 자궁이 커질 것에 대비해 복부가 아닌 전신 곳곳에 살이 찌는 피하지방형이다.

그래서 여성은 남성에 비해 체지방이 대략 5% 더 높다. 남성의 경우 마음먹으면 언제든 살을 뺄 수 있는 특징을 타고 났지만 여성의 경우 생리 후 일주일이 살을 뺄 수 있는 최적의 기간이다. 여성은 생리 주기에 따라 호르몬 수치 변화가 심하며, 생리통 등이 컨디션에 미치는 영향이 남성보다 훨씬 크다.

따라서 여성의 다이어트는 생리 주기에 따른 식욕과 감정의 다양한 변화를 이해하고, 어떻게 대응할 것인지를 미리 준비해야 한다. 또 생활 습관에 주의를 기울이며 나에게 맞는 지속 가능한 방법을 찾아내는 노력이 필요하다.

A양은 생리 일주일 전만 되면 극도로 예민해진다. 남자친구와 싸우고 전화를 하거나 작은 일에도 우울해한다. 스스로도 자신이 왜 그런지 모르겠다고 한다. 그녀는 말했다. "이렇게 매달 호르몬의 노예가 되어야 해?"

B양은 생리 전만 되면 식욕이 폭발해서 힘들다고 했다. 그녀는 자신이 번번이 다이어트에 실패하는 이유 중 하나가 월경전증후군으로 인한 식욕 증가 때문이라고 했다. 그녀는 약 일주일 동안 케이크, 과자, 매운 음식을 엄청나게 먹는다고 했다. 나와 함께 간헐적 단식을 하면서는 평소 먹었던 음식에

대한 욕구를 참느라 무척 힘들어했다.

  이렇게 감정의 급격한 변화와 식욕 증가뿐 아니라 소화불량, 여드름, 두통 등을 동반하는 월경전증후군(PMS, Premenstrual syndrome)은 보통 생리 7일 전에 나타난다. 가임기 여성의 약 75%가 한 번씩은 경험하며 그 가운데 일부는 생리 전에 일상적인 생활이 어려울 만큼 심각한 증상을 보인다고 한다.

그래서일까. 여성은 남성에 비해 일반적으로 먹을 것에 무너지기 쉽고 감정적이라 간헐적 단식을 유지하기가 힘들다는 일부 의견들도 있다. 하지만 비록 호르몬으로 인한 어려움이 있다 하더라도 나는 간헐적 단식이 여성에게 잘 맞는 라이프 스타일이 될 수 있다고 믿는다. 이 방식은 단순히 음식을 조절하는 것이 아니라, 생활 습관 전반의 변화를 가져오는 포괄적인 개념이기 때문이다. 식후 습관적으로 먹던 달콤한 디저트가 어떻게 인슐린 스파이크를 일으키는지를 알고 자제하는 것, 먹고 가만히 앉아 있는 대신 산책을 하고, 에스컬레이터나 엘리베이터 대신 계단을 이용하는 것, 액상과당이 듬뿍 들어 있는 제조 음료가 아닌 생수나 티백 차를 습관적으로 마시는 것 등 몸과 마음의 건강을 함께 챙김으로써 날씬하고 예쁜 몸이 자연스럽게 따라오도록 하는 방식에 대한 것이다.

사실 우리나라의 경우 서양에 비해 간헐적 단식 자체에 대한 도입과 연구 기간도 짧고, 특히 여성을 위한 간헐적 단식 가이드가 많지 않다. 그러다 보니 해외 사례를 참고하게 되는데, 여성의 경우 기본 간헐적 단식 시간을 16:8이 아닌 15:9로 남성보다 1~2시간 짧게 갖는 것이 좋다는 입장도 꽤 많이 보인다.

만약 16시간을 채우기 고통스럽다면 14시간으로 단식 시간을 조금 줄였다가 순차적으로 늘려가는 방법도 고려해보길 추천한다. 단, 최소 12시간 아래로는 내려가지 않도록 하자. 그러나 너무 힘들다면 10시간부터 차츰 시간을 늘려가도 괜찮다.

임신 또는 수유 중인 분들, 임신을 위해 노력하고 계신 분들은 주치의와 상담 후 간헐적 단식 여부를 결정해야 한다. 혹시 진행하고 있더라도 몸 상태에 늘 주의를 기울이고 단식을 유연하게 조절해야 한다. 너무 무리하지 않는 것이 중요하다.

부자가 되는 첫걸음은 가계부를 쓰며 본인의 지출과 수입 내역을 꼼꼼히 확인하는 것에서 출발한다. 같은 맥락에서 성공적인 간헐적 단식을 위해 식사량과 수분 섭취량, 수면 시간, 운동 방법과 시간 등을 기록하는 것은 매우 좋은 습관이라 할 수 있다. 식단 관리에 유용한 앱 활용도 적극 추천한다.

PMS로 단것이 당길 때는 이렇게

여성의 몸은 생리 주기에 따라 호르몬 변화가 일어나기 때문에 배고픔과 배부름을 느끼는 시간과 강도가 달라지고, 감정의 변화도 겪게 된다. 특히 단 음식에 대한 욕구를 호소하는 분들이 많다. B양처럼 단것이 당기는 사람의 경우 다이어트에 많은 영향을 받는다. 그런데 정말로 생리전증후군 때문에 단것이 먹고 싶은 걸까?

얼마 전 대전에 내려갈 일이 있었다. 그런데 누가 "거기 유명한 빵집 있는데 부추빵이 그렇게 맛있대요"라고 했다. 그 말을 듣는 순간 나는 결심했다. '대전에 자주 내려가는 것도

아닌데 한 번 먹어야 되겠다!'

  문제는 먹고 나서였다. 배에 가스가 차고 계속 잠이 오고 몸이 급격히 피곤해졌다. 평소 안 먹던 가공 탄수화물, 조미료가 들어오자 몸이 거부 반응을 보인 것이다. 입이 당겨서 먹는 음식은 만족감은 크지 않고 몸만 힘들다는 결론을 다시 한번 얻었다. 사실 나는 이런 결과가 있을 거란 것을 이미 알고 있었다. 대전에 내려간다는 것을 핑계 삼아 평소 절제하던 빵을 먹을 기회로 만들었을 뿐이다.

자, 이제 여러분도 자신을 솔직히 들여다보자. 우리가 언제 단것에 끌리지 않았던 때가 있었던가? 그럼에도 많은 여성 다이어터들이 단것이 당기는 것은 호르몬의 영향이라며 자신에게 케이크나 달달한 간식을 허용한다. 생리라는 것은 개인별로 증상도 다양하고 여성만의 특수한 경험이기도 하다. 하지만 그것을 이유로 빠져나갈 수 있는 구멍을 만든 것은 아닐까?

  만약 내 말에 동의한다면 이번 기회에 대처 방법을 바꿔보자. 바로 파프리카, 콜라비 등 상큼하면서 천연 단맛이 있는 야채 스틱과 기분 좋은 향을 맡을 수 있는 고급 티백을 준비하여 차를 마셔보는 것이다. 향신료를 좋아한다면 무가당 시나몬이나 계피가루를 물에 타서 수시로 마시거나 향을 맡을 수 있는 곳에 가까이 두면 식욕을 줄일 수 있다. 또한 열을 내는 성질 덕분에 몸이 따듯해지고 다이어트에도 도움이 된다. 호르몬 변화를 이유로 케이크를 먹어버리기엔 지난 3주간의 노력이 너무 아깝다. 자신을 위해 더 나은 선택을 해보자.

스트레스, 피로로 음식이 당길 때는 이렇게

저칼로리 샐러드, 곤약국수에 이어 PMS로 인한 단 음식까지 차례로 '삑!' 하고 오답 버튼을 누르다 보니 지금쯤 그럼 어쩌라는 것이냐, 라고 생각하는 분도 있을 것이다. 탄수화물과 당분에 대한 여성들의 욕구는 엄청나게 강력하기도 하다. 나도 이 달콤함을 향한 욕망이 쉽사리 다스려지지 않는다는 것을 알고 있다.

나도 단 음식이 당길 때가 있다. 몸이 피곤하거나, 수면이 부족하거나, 스트레스를 해소하지 못했을 때다. 그럴 때 우리 몸은 영양소 중 가장 빠르게 에너지원으로 저장되는 탄수화물을 요구한다. 이렇게 내 몸이 왜 그런 반응을 하는지 아는 것이 중요하다. 그래야 미리 그런 일이 생기지 않도록 방지할 수 있다.

하지만 이미 벌어진 일을 수습해야 할 때는 나만의 대처 방법이 있어야 한다. 나는 수면 부족으로 지쳤을 때 작은 당근인 카페라떼를 나에게 선물로 준다. 케이크나 쿠키를 먹는 것보다는 나은 카페라떼를 선택한 것이며, 당연히 설탕이나 시럽은 넣지 않는다.

위기 상황에서 사용하는 또 다른 방법을 소개하면, 나는 스트레스가 쌓일 때는 양념이 되지 않은 북어포나 볶은 멸치, 압착되지 않은 뱅어 등을 먹는다. 그리고 공복 중에 속이 허전하면 야채 스틱을 먹는다. 특히 북어포는 뭔가 씹고 싶은 욕구를 해소해준다. 스트레스도 풀리고 포만감을 주어 일석이조다. 자신이 겪게 될 수 있는 어려움에 대비한 플랜 ABCD를 미리 짜두자. 물론 최선의 방법은 내 몸이 스트레스나 피로를 느끼지 않도록 돌봐주는 것이다.

여성의 다이어트는 남성과는 다르다!

✧ 가장 큰 차이점은 호르몬!

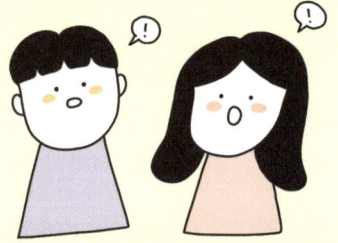

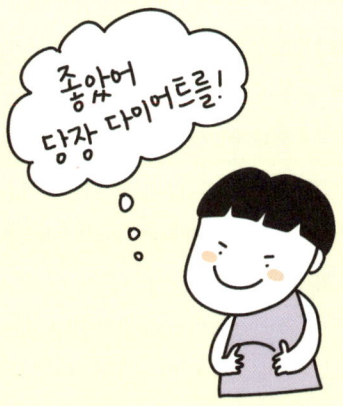

남성의 경우 마음먹으면 언제든 살을 뺄 수 있는 특징을 타고 났지만,

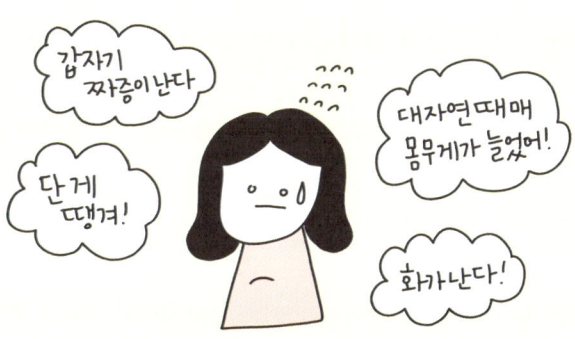

여성의 경우는 생리주기에 따라
호르몬 수치 변화가 심하며,
생리통 등, 컨디션에 미치는 영향이
남성보다 훨~씬 크다.

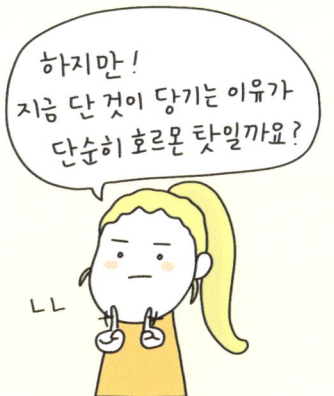

합리화는 내려놓고
건강한 대처법을 찾아봅시다!

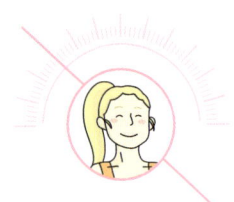

소아비만이 성인비만이 된다

"또 라면이야? 넌 왜 그렇게 몸에 나쁜 것만 좋아하니? 밥 먹어."

"맛없어요. 그냥 라면 먹을래."

"안 돼. 오늘부터 금지야. 아유, 쟤 살찐 것 좀 봐!"

십대 자녀를 둔 가정에서 흔히 벌어지는 실랑이다. 나도 라면을 참 좋아했다. 사실 가리는 게 없었다. 어떻게든 음식을 더 많이 먹으려고 노력했으니까. 오죽하면 우리 외숙모가 기억하는 나의 첫 인상이 입안으로 끝도 없이 포도를 밀어 넣는 모습이었을 정도다.

많은 부모들이 '요즘 아이들은 왜 몸에 나쁜 음식만 좋아할까?' 하는 의문을 갖는다. 등교할 때 편의점 삼각김밥을 먹고, 학교가 끝나면 라면을 먹고 학원에 간다. 요즘엔 군대에도 편의점이 들어왔다고 한다. 이렇게 가공품과 인스턴트의 섭취가 늘어나면서 지난 수십 년간 비만과 고지혈증, 당뇨, 고혈압을 비롯해 각종 암으로 고통받는 사람이 늘고 있다.

아이들이 인스턴트 음식에 길들여지는 곳은 어린이집이나 유치원이다. 그때부터 액상과당이 잔뜩 들어간 사탕, 초콜릿, 음료, 빵, 떡 등을 자주 접하게 된다. 문제는 그런 음식들이 아이가 본래 타고난 '저울'을 망가뜨린다는 것이다. 그 저울은 몸에 필요한 양만 먹고 더 이상 먹지 않도록 하는 역할을 한다. 갓난아기들이 먹을 만큼 딱 자기 양을 먹으면 젖꼭지를 혀로 밀어내는 것이 그 예다.

어릴 때 액상과당, 식품첨가물, 가공 탄수화물에 중독되면 여러 문제가 생기는데, 그 중 하나가 소아비만이다. 그리고 소아비만의 80%가 성인비만으로 연결된다. 만능 체육인인 부모님을 따라 나는 어릴 적부터 운동을 많이 했다. 부모님을 닮아 운동에 소질이 있었고, 특히 수영은 대회에서 메달을 따올 정도로 실력이 뛰어났다. 내가 강도 높은 훈련을 마치고 나오면 할머니는 항상 달콤한 바나나우유, 딸기우유를 사주셨다. 액상과당이 듬뿍 든 그 음료를 나는 정말 사랑했다. 그런데 내가 사랑한 그 음료가 내 저울을 망가뜨리고 식욕을 폭발시키는 원인이 되었다.

유치원에 다녔던 일곱 살 즈음에는 저녁밥을 좀 부실하게 먹었다 싶으면 다음 날 새벽에 밥을 달라고 보챘다. 초등학생 때는 밥이 더 먹고 싶어서 일부러 밥에 간장을 많이 넣고 짜다는 핑계로 밥을 더 얻어내기도 했다. 시도 때도 없이 냉장고를 열어 먹을 것을 찾았고, 이미 밥을 먹었으면서도 안 먹었다고 거짓말을 하기도 했다.

명절은 그야말로 축제였다. 각종 명절 음식과 떡, 과일까지 더 이상 들어가지 않는데도 꾸역꾸역 삼켰다. 한때는 외삼촌이 밥 한 톨도 남기지 말라고 혼냈기 때문에 많이 먹게 되었다는 원망도 했지만, 나는 진실을 알고 있다. 나는 내가 먹고 싶어서 먹었던 것이다. 내 식욕은 점점 통제 불능의 상태가 되었다.

소중한 아이가 소아비만이 되지 않도록 하려면 무엇보다 부모의 식습관이 중요하다. 아이는 부모가 먹는 것을 따라 먹게 되어 있다. 외국의 한 연구에 의하면 비만 아동을 둔 엄마가 자신의 몸을 먼저 챙기며 다이어트를 하니 아이들도 서서히 비만에서 벗어났다고 한다. 야식도 반드시 피해야 할 행동이다. 괜히 자고 있는 아이들을 깨워서 야식을 먹이거나, 늦은 밤 음식을 먹으러 나가지 말자. 성장호르몬이 지방을 태우는 일에만 집중하게 되어 성장이 더뎌질 수 있다.

  또한 아이가 얼마나 많이 먹는지 체크하기보다는 몸에 좋은 영양소를 골고루 챙겼는가를 더 신경 쓰는 편이 좋다. 밥 한 그릇을 다 비우지 않았다고 혼내는 일도 그만두어야 한다. 아이의 정서에 신경 쓰는 것도 매우 중요하다. 행복하지 않은 아이는 단것에 집착하게 된다. 단것을 먹을 때 나오는 도파민이 행복감을 주기 때문이다.

살이 찐 아이들은 매우 위축되어 있다. 그럴 때 부모가 살이 찐 것을 비난하고, 다른 아이와 비교하는 등의 마음의 상처를 준다면 상황은 더 악화된다. 이런 아이들일수록 관심과 사랑이 절실하다. 단순히 따돌림을 피하고 살을 빼서 예뻐지기 위함이 아니라, 너는 소중한 사람이기 때문에 건강을 위해서 살을 빼야 한다는 사실을 충분히 이해시켜야 한다. 그리고 음식으로 잔소리를 하기보다는 부모가 먼저 솔선수범하고 클린 푸드와 친해질 수 있도록 밥상에 오르는 음식에 신경 쓰자. 부모의 작은 관심과 노력이 내 아이의 내일을 건강하게 만들 수 있다.

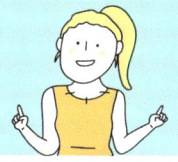

다이어트에 대한 궁금증
에스더 킴에게 물어봐

"저는 먹고 싶은 걸 참을 때 먹방을 봐요."
"그럼 더 먹고 싶지 않아요?"
"그렇게라도 해소하는 거죠."
"그거 아세요? 먹는 걸 보기만 해도 인슐린이 분비돼요."
"어머! 그럼 앞으로 보지 말아야겠네. 멘토 님은 저처럼 먹고 싶다는 생각 때문에 힘들지 않으시죠? 정말 부러워요."
"저를 로봇으로 생각하시는 거예요? 저도 음식을 보면 먹고 싶어요."

얼마 전 한 멘티 분과 나눈 대화다. 나를 음식의 유혹에 절대 무너지지 않는 강철 멘탈이라고 생각하시는 것 같아 살짝 웃음이 났다. 나라고 왜 먹고 싶지 않겠는가. 요즘 TV를 틀면 어디에나 음식을 먹는 모습이 나온다. '치익' 소리를 내며 철판 위에서 새빨간 양념을 한 고기가 볶아지고, 출연자가 행복한 얼굴로 맛있어 보이는 고기를 입에 넣는다. 나도 모르게 침이 꼴깍 넘어가는 순간이다.
하지만 그때뿐이다. 오직 혀를 만족시키는 음식을 먹으면 몸 안에서 어떤 일이 일어나는지 알고 있기 때문이다. 그래서 먹고 싶은 생각이 사라진다. 가끔 유혹 앞에 무너질 때가 있지만 나를 위한 선택을 하는 빈도가 월등히 높기에 한두 번 정도는 문제되지 않는다고 생각한다. 현재 나는 건강과 아름다움을 찾아가는 이 여정을 즐기고 있다.

100일간의 약속 32기로 참여했을 때만 해도 내가 이곳에서 멘토로 봉사하게 될 줄은 몰랐다. 100일간의 도전을 마친 뒤 내 체중은 77.5kg에서 69.9kg로 줄었고, 근육량은 32.5kg로 동일했으며, 체지방량은 19.0kg에서 11.8kg로 줄었다. 그리고 간헐적 단식을 약 1년째 실천하고 있는 현재 체중은 72.9kg, 근육량은 34.3kg, 체지방량은 11.9kg이다. 1년 전과 비교해보면 근육량은 1.8kg 늘었고, 체지방량은 7.1kg 줄어들었다.

'난 뚱뚱하니까 먹으면 안 돼' 같은 생각은 얼마나 많은 인내심을 요구하는가. 또 나 자신을 위해서가 아닌 다른 사람들의 시선이 두려워서 하는 다이어트는 얼마나 비참하고 고통스러운가. 나는 간헐적 단식을 라이프 스타일로 받아들이면서 그런 생각에서 벗어날 수 있었다. 그리고 자신을 사랑함으로써 음식과의 관계를 긍정적으로 변화시켰다.

산 정상을 오르는 길이 하나만 있는 것이 아니듯 단식을 실천하는 방법도 사람마다 다르다. 내가 그랬듯 다른 분들도 먹는 것과의 관계를 해결하고, 평생 지속 가능한 라이프 스타일로서의 간헐적 단식을 만나게 되길 바란다.

Q 야채가 익숙하지 않아요. 어떻게 먹어야 할까요?

A 야채마다 각각 특성이 있고 먹는 방법도 다릅니다. 청경채의 경우 독소가 있기 때문에 익혀 먹어야 하고, 브로콜리와 양배추는 푹 익히지 않고 아주 살짝 데쳐야 해요. 푹 익힐 경우 성분이 전분처럼 변하면서 살이 찔 수 있거든요.

좋아하지 않는 야채를 억지로 먹을 필요는 없어요. 다만 내 입맛에 맞고 좋아하는 걸 찾기 위해선 일단 다양한 시도를 해보는 게 좋습니다. 하지만 야채에 익숙하지 않은 분들은 조금씩이라도 꾸준히 드셔보세요. 파프리카, 콜라비, 알배추, 당근, 오이, 비트, 샐러리, 데친 연근 등 각각 매력적인 식감과 맛을 가진 재료들과 친해지는 게 중요합니다. 이런 시도의 목표는 배가 고플 때 야채들을 먼저 떠올리게 하기 위함이에요.

야채와 친해지겠다고 시중에 판매하는 드레싱을 얹은 샐러드를 드시는 분들도 계신데 이왕이면 생야채를 먼저 시도해보세요. 자꾸 드레싱을 얹다 보면 야채와 친해지지 못한답니다. 그리고 탄수화물 함량이 높은 단호박, 고구마, 옥수수 등은 적게 먹는 것이 좋겠죠?

Q **원래 아침은 잘 먹지 않아서 16시간 공복은 크게 무리가 없는데, 8시간 동안 어떻게 먹어야 할지 아직 잘 모르겠어요. 어떻게, 무엇을 먹어야 할까요?**

A 16:8이라고 해도 8시간 동안 횟수와 무관하게 한정 없이 먹는 건 아니라는 건 알고 계시겠죠? 식사 횟수는 가능한 적게 그리고 한 번 드실 때 확실하게 드세요. 적은 양을 여러 번 나누어 먹는 게 좋다는 건강 상식도 있지만, 음식을 먹을 때마다 살이 찌게 하는 호르몬인 인슐린이 자극된답니다. 그러니 다이어터라면 적은 양을 여러 번 먹기보다는 충분한 양을 횟수를 줄여서 먹어야 합니다. 무엇을 어떻게 먹으면 좋을지에 대해 가이드를 드리니 참고하세요.

〈일반식〉

한식 위주로 드세요. 단, 한식이라고 해서 꼭 곡류를 필수로 먹어야 하는 건 아니에요. 다이어트를 할 땐 탄수화물을 적게 먹는 게 훨씬 도움이 되니까요. 순두부, 콩비지, 매생이탕, 굴탕, 두부, 미역국, 생선구이 등 클린푸드 위주로 드시고 국물은 안 드시는 게 좋습니다.

그 외 오리고기, 족발, 보쌈 등의 고기류는 충분히 드셔도 되는데 갈비처럼 양념이 된 고기는 피하세요. 그리고 고기에 쌈채소 2~3장을 함께 드시면 맛도 좋고 다이어트에도 도움이 됩니다.

〈뷔페〉

야채 먼저 듬뿍 드세요. 양념이 제일 적은 고기, 두부, 육회, 회(초밥은 제외), 견과류 위주로 접시를 채우되 과일은 당분이 많으니 소량만 드시는 게 좋습니다. 탕수육과 같은 튀긴 음식, 면류, 피자, 빵 등은 피하시고요.

평소 자제하던 떡볶이, 김말이 등이 먹고 싶다면, 딱 한 개씩만 드세요. 참다가 터져서 먹는 것보다 뷔페에서 하나씩 먹는 것도 도움이 됩니다. 처음에는 꼭 챙겨서 먹게 되지만 몇 번 먹다 보면 점점 흥미를 잃게 됩니다.

단, 탄산음료, 식혜, 주스, 감식초 등은 무조건 드시지 않기로 해요!

〈편의점〉

조미되지 않은 견과류, 닭가슴살, 삶은 달걀, 바나나 혹은 사과를 드세요.

〈회식〉

한 잔만 받아야지, 한 젓가락만 먹어야지, 이 정도는 괜찮겠지 하고 타협하지 않는 게 중요합니다. 본인이 결정권이 있다면 최대한 식단에 영향을 미치지 않는 식당을 미리 염두에 두고 회식 장소를 고르거나 주문 가능한 메뉴까지 파악해두면 좋습니다. 피할 수 없다면 미리 무기를 준비하세요. 야채 스틱, 삶은 달걀 도시락을 챙겨 가세요. 음식의 유혹 앞에 무너지지 않을 자신이 없다면 빈속으로 회식 장소에 가지 않도록 주의하세요.

Q 당을 첨가하지 않고 과일이나 야채만 갈아 넣은 주스를 마셔도 될까요?

A 첨가물 없이 100% 천연 원료로 만든 주스, 그리고 요즘 많은 분들이 드시는 해독주스도 피하는 게 좋습니다. 과일은 갈거나 짜내는 순간 그냥 설탕물입니다. 주스뿐만 아니라 갈아서 단위가 적어진 것들은 더 빨리, 더 많은 인슐린을 자극합니다. 단백질파우더, 곡물파우더처럼 갈아서 원래 형태가 사라진 음식들도 드시지 않는 게 좋아요.

Q 시중에서 판매하는 냉동 다이어트 도시락을 먹어도 되나요?

A 결론부터 말하면 간헐적 단식을 하면서 드시는 것은 추천하지 않아요. 양 자체도 충분하지 않고 영양적으로도 균형이 맞지 않습니다. 탄수화물의 비중이 높고 야채는 색 맞추기 정도로만 들어가 있거든요. 대신 주말에 시간 내서 커다란 통에 다음 주에 먹을 야채들을 손질해서 차곡차곡 채워보는 것은 어떨까요?

Q 시중에 판매하는 간편 가정식 같은 음식을 먹어도 될까요?

A 영양 성분표를 한 번 보세요. 정제수, 정제염, 말토덱스트린, 이스트엑기스, 향미증진제 등등이 들어 있을 거예요. 굳이 영양 성분표와 재료를 보지 않아도 무엇인지 알 수 있는 것은 클린푸드지만, 영양 성분표를 확인해야 한다면 유통과 제조의 편의상 다양한 식품첨가물이 들어간 것들이에요. 지금까지 공부했으니 판단은 직접 내리실 수 있겠지요? 주말이나 시간이 있을 때 직접 준비해두고 드시는 걸 추천합니다.

Q 유치원생 아이 둘을 둔 엄마입니다. 매일 눈코 뜰 새 없이 바쁜데 저도 간헐적 단식을 할 수 있을까요?

A 엄마들은 정말 밥 먹을 시간도 없이 바빠요. 아이들 밥 먹이고 유치원이나 학교에 보낸 뒤 집 정리를 하고 나면 밥 때를 놓치기 일쑤죠. 저도 아이의 엄마라 사정을 잘 알고 있습니다. 그런데 엄마라는 신분이 단식에선 절대 불리하게 작용하지 않아요. 만약 16:8을 실천한다면 8시간 동안 한 끼나 두 끼를 드세요. 아이들 먼저 밥을 먹여서 유치원에 보내 놓고, 집 정리를 한 뒤에 여유롭게 커

피 한 잔 하면서 나만의 시간을 즐기다가 오직 나를 위한 밥을 차려서 서두르지 않고 맛있게 먹는 거예요. 세끼를 챙겨 먹어야 한다는 강박이 있으면 밥 한 끼만 못 먹어도 서러워집니다. 하지만 단식에선 끼니에 얽매일 필요가 없어요. 오히려 공복 시간을 늘림으로써 살을 빼고 건강해실 수 있답니다. 오늘부터 당장 시작해보세요.

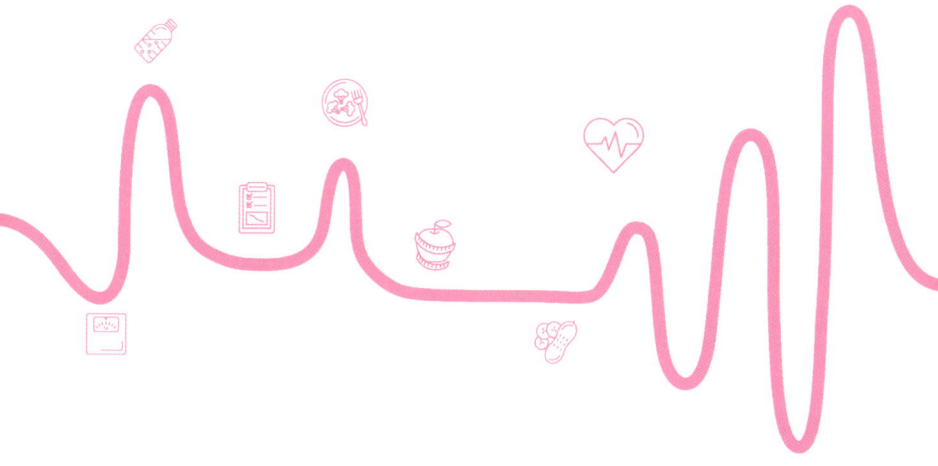

**나 자신을 사랑함으로써
음식과의 관계도
긍정적으로 변화시킬 수 있다.**

"마음의 허기와 진짜 허기를 구분하세요!"

몸과 마음이 함께 건강해지는 간헐적 단식
3년 차 간헐적 단식러 임세찬

5

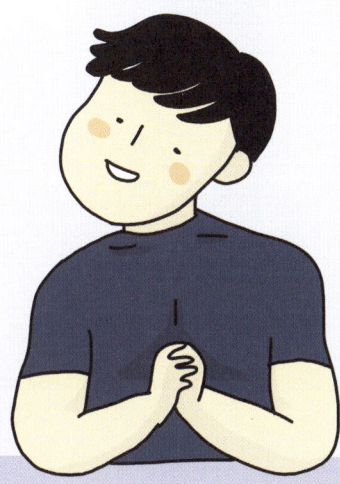

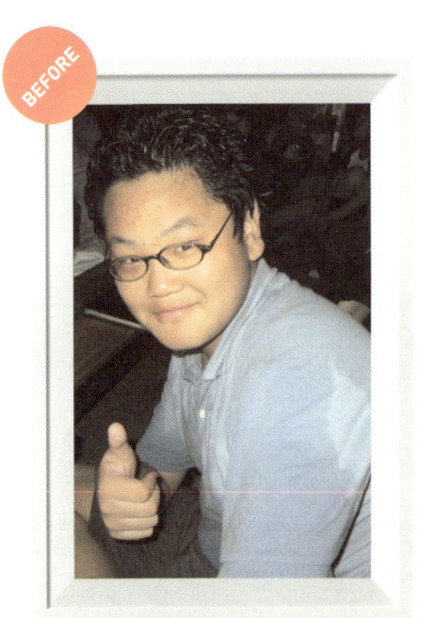
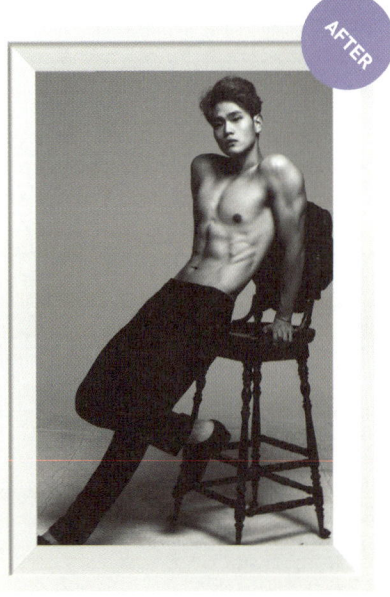

극단적인 식이조절로
폭식이 터지는 날에는
비관이 극에 달했던
시간...

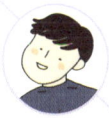

모델의 꿈을 이룬 나는 왜 더 불행해졌을까

중·고등학교 시절 나는 비만으로 인해 자존감이 낮았고 인간관계에도 어려움이 있었다. 다이어트는 성인이 되어서도 풀어야 할 어려운 숙제였다. 그러다 군 생활을 하던 중 중대한 결심을 했다. 바로 모델이 되겠다는 것이었다. 나는 이 비밀스러운 꿈을 차마 남에게 말하지 못했다. "그 몸으로 어떻게 모델을 하려고?" 악의는 없더라도 이런 말이 나올 게 분명했기 때문이다.

어린 시절 나는 사람들 앞에 나서는 걸 좋아했다. 교회 연극부로 활동하고, 반에서 오락부장을 맡았을 정도다. 그러다 살이 찌면서 점점 자신감을 잃고 소극적인 성격으로 변했다.

그런데 군 생활 중 문득 무대에 서며 행복했던 어린 시절의 기억이 떠올랐고, 그 느낌을 다시 가져보고 싶었다. 내 인생에서 중대한 다이어트를 두 번 꼽을 수 있는데, 첫 번째가 바로 모델에 도전하기 위해 한 다이어트다.

제대한 뒤 아르바이트에 뛰어들어 돈을 모았고, 유명 헬스클럽에 등록해서 미친 듯이 살을 뺐다. 누가 봐도 대단하다는 소리가 나올 만큼 독하게 했고, 결국 30kg의 체중을 감량했다.

"이제 그만 해도 되겠다."

주변 사람들이 입을 모아 말했다. 하지만 나는 만족스럽지 않았기에 더욱 나를 채찍질했다. 조각 같은 몸을 만들어서 프로필 사진도 찍었다. 사진 속 남자는 누가 봐도 몸짱이었지만 나만은 나를 인정할 수 없었다. 나를 비웃던 사람들의 코를 납작하게 해주려면 이 정도로는 부족했다. 어떻게든 모델이란 타이틀을 획득해야 했다.

그 시절 나는 자신을 미워했다. 그래서 자학하듯 밥을 굶고 운동에 매달렸다. 자신을 몰아붙였고 나태해지는 것을 용납하지 않았다. 그건 나를 위한 다이어트가 아니었다. 다른 사람들에게 나의 멋진 모습을 보여주기 위한 삐뚤어진 수단에 불과했다. 나는 자신을 소중하게 여기는 법을 몰랐다.

  많은 비만인들이 그렇듯 나는 사람들의 사랑을 받지 못하는 것이 살 때문이라고 생각했다. 그래서 살이 찐 나는 쓸모없는 존재라고 여겼고, 살을 빼지 않으면 평생 사랑과 인정을 받지 못할 것이라고 맹목적으로 믿었다. 내가 모델에 도전한 것은 어린 시절 무대에 서며 즐거웠던 기억 때문이기도 하지만, 모델이 되면 이러한 마음의 구멍이 채워질 거라 생각했기 때문이다.

  지성이면 감천이라 했던가. 나는 한 유명 모델 에이전시에서 진행하는 오디션에 참가했고, 최종 4인에 들어갈 수 있었다. 그리고 1년간 소속 모델로 다양한 활동을 할 수 있는 기회를 얻었다. 그런데 회사에서 계약서를 쓰고 나오며 스스로도 이해할 수 없는 이상한 감정에 사로잡혔다. 나는 이 감정의 정체를 파악해보려고 했다. 그건 '허무함'이었다. 이제 뭘 더 해야 하지? 왠지 또 다른 시련이 시작될 것만 같았다. 그리고 그 예감은 적중했다.

모델 에이전시에서 나는 지옥을 맛봤다. 함께 일하는 친구들은 하나같이 나보다 키가 크고 날씬했다. 나는 늘 음식에 목

말라 있는데 그들은 나와 달랐다. 정말 죽지 않을 만큼의 닭가슴살과 고구마, 토마토만 먹으며 노력해도 그들만큼 마를 수가 없었다. 그 친구들을 닮아가려고 노력할수록 인생이 불행하다는 생각이 들었다.

나는 그동안 다시는 뒤도 돌아보기 싫을 정도의 노력으로 살을 뺐다. 그런데 아직도 나는 더 많은 노력이 필요한 모델이었다. 살이 단 1kg만 더 쪄도 미쳐버릴 것 같았다. 이상은 높았고, 그곳에 닿을 수 없는 내가 끝없이 불만족스러웠다. 극단적인 식이조절로 폭식이 터지는 날에는 자기혐오와 비관이 극에 달했다.

그때 나는 내가 사랑받고 인정받을 만한 조건은 체중과 외형뿐이라는 자기 최면에 빠져 살았다. 나도 남도 나를 그저 '상품성'의 기준에 맞춰 평가할 뿐이었다.

모델이란 타이틀은 내 마음의 구멍을 채워주기는커녕 오히려 전보다 더 치열한 시험대 위에 나를 올려놓았다. 나는 그 어떤 만족감과 희열, 기쁨도 느낄 수 없었다. 그러던 중 회사의 소개로 나가게 된 방송에서 불운의 사고를 겪게 된다.

내 인생을 다시 한 번 어둠으로 빠뜨린 사건은 방송 녹화 중에 일어났다. 안전을 보장할 수 없는 촬영 현장에서 나는 수영장 바닥에 얼굴을 부딪쳤고, 그 충격으로 눈 아래 피부가 터져 피가 철철 흘렀다. 병원에서는 수술을 해도 상처가 남을 수도 있다고 했다. 복잡한 심경에 사로잡혀 눈물만 쏟았다. 다행히 큰 상처를 남기지 않고 수술이 잘 마무리되었지만, 더 이상 모델 활동은 할 수 없었다.

상처를 회복하고 사고 보상 문제 등을 처리하면서 나는 다시 깊은 절망에 빠졌다. 모델 생활이 행복하지 않았지만 이렇게 허무하게 무너지는 것도 원하지 않았다. 그동안의 치열한 노력과 수고가 한순간에 물거품이 되었다. 내 인생이 이렇게 불행하게 끝나는 게 당연하다는 생각이 들었다. 그리고 '왜 살아야 할까?' 하는 어리석은 생각도 하게 되었다.

나는 삶의 의욕을 잃었고, 다시 그토록 미워하던 과거의 내가 되었다. 110kg까지 살이 쪘고, 회사원 생활을 시작했다. 그러던 중 갑작스러운 건강 악화로 회사를 퇴사하게 되었고, 내 인생을 바꾼 두 번째 다이어트와 만나게 된다. 바로 간헐적 단식이다.

♡ 세찬멘토의 이야기

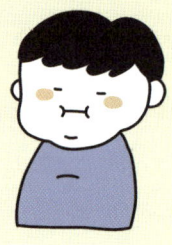

학창시절부터 비만했던 나는,
자존감이 낮았고 인간관계에도
어려움이 있었다.

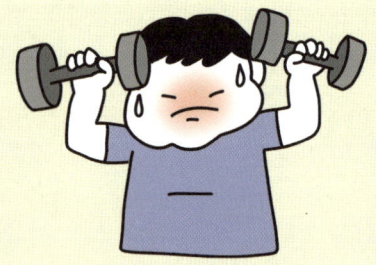

치열하게
살을 빼고 날씬해지면
행복해질 줄 알았다.

그래서 굶고 운동에 매달리며
나 자신을 자학해왔다.

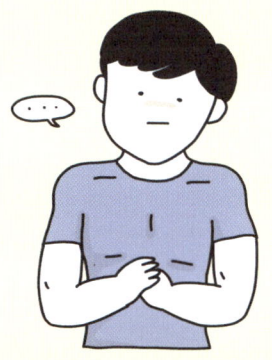

그렇게 살도 빼고
목표로 하던 모델도
되었는데...

정작 남는 건,
허무함이었다.

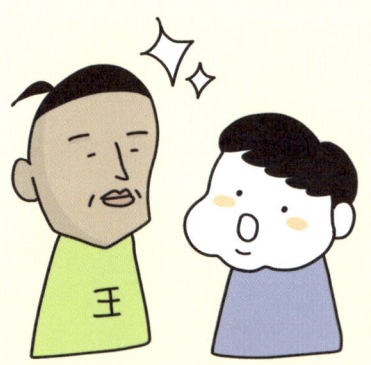

그렇게 살은 다시 찌고
방황을 하던 나는
아놀드 홍 대장님을
만나게 되었다!

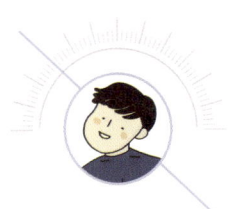

다이어트는
태도 훈련이다

체중이 110kg에 육박하던 2016년 여름, 나는 아놀드 홍의 '100일간의 약속'과 인연을 맺으며 간헐적 단식을 처음 접하게 되었다. 일반식과 단식, 걷기와 맨몸 운동을 병행하며 100일 만에 약 80kg까지 체중 감량을 이루었다. 그리고 그 변화를 발판으로 피트니스 대회에 참여했고, 모델 일을 다시 시작했다. 또 미술 전공을 살려 웹툰도 그리기 시작했다. 그리고 평소 하고 싶었던 연기에도 도전해 배우로도 활동할 수 있게 되었다.

    또한 100일간의 약속에서 멘토로 봉사하게 되었다. 나와 같은 처지에 있는 비만인들의 건강과 행복을 위해 봉사하는 일은 매우 보람차다. 매일 아침 6시 45분 아침 운동을 지도하면서 건강한 다이어트를 알리고 있다. 내가 겪었던 시행착오를 다른 사람들은 겪지 않기를 바라는 마음으로 나의 노하우를 적극적으로 알려준다. 간헐적 단식도 3년째 진행 중이며, 84kg 안팎으로 몸무게를 안정적으로 유지하고 있다.

무기력과 자기혐오에 빠져 있던 내가 요요 없이 적정 체중을 유지하고 봉사활동, 모델, 배우, 웹툰까지 그릴 수 있었던 건 다이어트로 자신감을 회복했기 때문일까? 아니다. 그보다는 나를 아끼고 사랑하는 마음을 갖게 된 덕분이다. 진정한 다이어트는 마음의 건강에서 시작된다. 마음이 건강하면 몸도 생활도 건강해진다.

나처럼 힘든 상황에 있는 비만인들에게 그간의 나의 다이어트 역사를 돌아보며 이론보다는 실제 경험이 녹아 있는 나만의 다이어트 방법을 소개하고 싶다. 나 같은 사람이 어떻게 간헐적 단식으로 많은 체중을 감량할 수 있었는지, 현재의 식이요법이 왜 잘 맞는지 등에 대해 진솔하게 이야기함으로써 다른 사람들도 자신의 방식을 점검하고 변화할 수 있는 계기가 되었으면 좋겠다. 그리고 건강과 다이어트를 대하는 태도에 대해서도 이야기하고 싶다. 내 경험에 비추어 볼 때 다이어트를 할 때는 태도가 가장 중요하다. 나는 멘티 분들에게 항상 '다이어트는 곧 태도의 훈련'이라고 말씀드린다. 다음은 다이어트를 도전하는 멘티들에게 내가 처음 제시하는 〈다이어트 태도 훈련 리스트〉의 일부다.

〈다이어트 태도 훈련 리스트〉

- 생각과 행동의 거리를 좁히려는 의지와 태도
- 과유불급(過猶不及)을 기억하고 욕심부리지 않는 태도
- 넘어져도 바로 다시 일어나기를 꾸준히 반복하는 태도
- 과거의 성공은 그저 과거일 뿐임을 인정하는 겸손한 태도
- 성장을 가로막는 자기연민으로부터 빠져나오려는 태도
- 유혹이 될 만한 만남, 장소, 시간, 상황들로부터 의지적으로 벗어나려는 태도
- 작고 사소한 것에서부터 차근차근 꾸준하게 임하는 태도
- 수많은 유혹을 이겨낼 수 있는 전략을 지혜롭게 찾아가려는 태도
- 감정과 상황, 환경과 조건에서 변명거리를 찾지 않고 약속을 지키려는 태도
- 내 몸에 대해 이해하고 알기 위해 공부하려는 태도

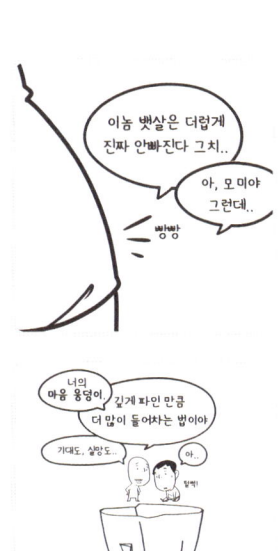
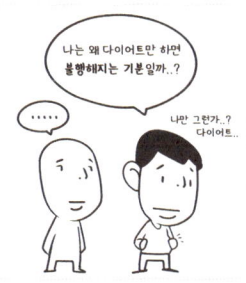
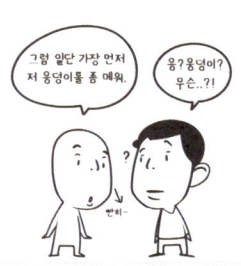
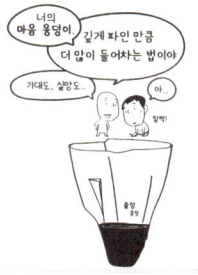
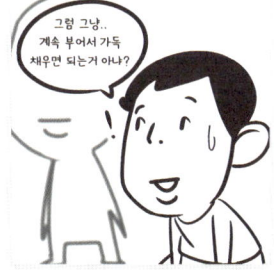
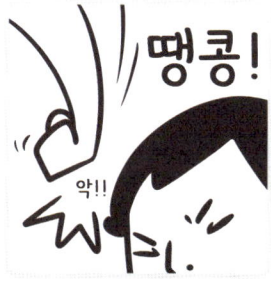
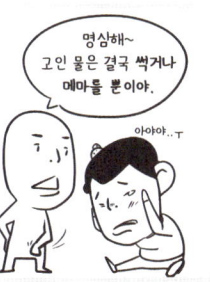
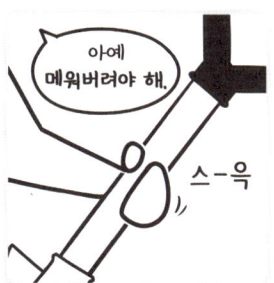
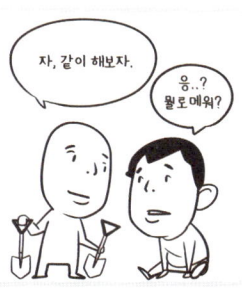
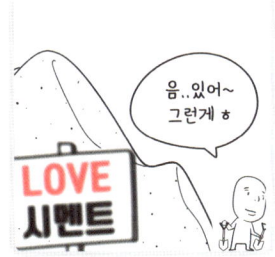
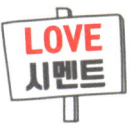

다이어트에 성공하려면 식단과 운동에 대해 고민하기보다는 다이어트를 대하는 태도부터 개선해야 한다. 나는 많은 분들이 삶을 대하는 태도를 개선함으로써 다이어트에 성공하는 모습을 자주 목격했다. 처음의 낯설고 어두운 표정은 온데간데없이 100일 이후 미소 가득한 모습을 보면 나의 마음도 기뻐진다. 당신 역시 그렇게 될 수 있다.

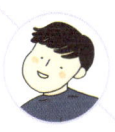

"이렇게 배부른
다이어트를 몰랐다니
억울해요!"

아놀드 홍 선생님께 처음 간헐적 단식에 대해 들었을 땐 '이게 뭐지?' 싶었다. 그도 그럴 것이 나에게 다이어트란 닭가슴살, 고구마만 먹고 배고픔을 참아야 하는 것이었기 때문이다. 배부른 다이어트가 세상에 존재한다는 걸 믿을 수 없었지만 선생님의 몸은 거짓말이 아니었다.

　선생님은 자신이 직접 만든 음식을 같이 먹자고 권하셨다. 첫날, 나는 선생님과 함께 오리고기를 배가 터지도록 먹었다. 과거 다이어트를 하면서는 단 한 번도 배가 부르고 든든한 식사를 해본 경험이 없기에 낯설 지경이었다. 다음 날엔 오리백숙, 그 다음날엔 삼계탕, 보쌈과 족발, 생선 등을 먹으면서 정말 행복했다. 적당량의 과일과 견과류 그리고 평소에는 자주 먹지 않았던 야채와 채소 등도 함께 든든하게 먹었다. 배가 부르다는 게 이렇게 감사한 일이구나, 좋아하는 고기를 마음껏 먹을 수 있다는 게 이렇게 행복하구나 하는 것을 절실히 느꼈다. 나는 선생님을 따라서 양념을 최소화한 클린푸드를 하루 한 끼에서 두 끼 배부르게 먹고, 16~20시간의 공복을 가지며 걷기와 맨몸 운동을 했다.

간헐적 단식 시작 전 나는 키 184cm에 체중 103.6kg(간헐적 단식 시작 이후 본격적인 인바디 측정을 시작하기 전에는 더 높은 체중이었다.), 골격근량 41.31kg, 체지방량 27.3kg이었다. 그리고 100일이 지난 뒤엔 체중 76.6kg, 골격근량 40.8kg, 체지방량 5.8kg의 몸을 갖게 되었다. 100일 만에 체중은 27kg, 체지방은 21.5kg이 감량되었다. 기적 같은 일이었다. 분명히 배부르게 먹었는데 살이 빠지는 게 신기했다. 나는 선생님께 말씀드렸다.

"좀 억울해요. 그동안 전 왜 그렇게 죽을 고생을 한 걸까요?"

배고픔에서 벗어난 것이 몹시 행복했다. 모델 때는 극단적인 다이어트를 하느라 음식으로 인한 만족감이 없었다. 나는 어린 시절부터 입 안 가득 음식을 넣고 포만감을 느낄 때까지 먹는 걸 좋아했다. 그런 사람이 매일 배고픔을 참았으니 얼마나 고통스러웠겠는가. 새삼 내 자신이 지독하게 느껴졌다.

 달달한 디저트 종류보다 고기를 좋아하는 점은 내가 간헐적 단식을 실천하면서 큰 장점이 됐다. 먹고 싶은 고기를 배불리 먹을 수 있는 이 방식이 잘 맞았다. 고기에 마늘과 양파를 넣어 쌈을 싸서 한입 가득 먹을 수 있다는 만족감이 상당히 크다. "얼마나 드세요?" 하는 질문을 받으면 좀 난감하다. 나는 먹는 양을 재본 적이 없다. 닭고기의 양으로 치자면 두세 마리 정도의 양이 되지 않을까 한다.

처음 단식을 시작하면 식사가 가능한 8시간에 대한 가치가 높아진다. 무의식적으로 '나는 8시간밖에 못 먹어. 그러니까 최대한 많이 먹자' 같은 생각을 하게 된다. 그래서 섭취 시간에 제한을 두고 공복 시간을 통해 전체 섭취 칼로리의 균형을 맞춰 나가는 간헐적 단식의 본래의 유익을 놓치게 되는 경우가 있다. 섭취 가능한 시간에 평소보다 더 많은 양의 칼로리를 섭취하는 것이다. 결과적으로는 '간헐적 폭식'에 빠지게 된다.

 간헐적 단식에서 공복 시간을 무조건 늘리려는 시도는 실패를 불러올 수 있다. 공복이 길어지면 길수록 먹고 싶다는 욕구가 더 커진다. 평소 밥, 빵, 떡과 같은 탄수화물을 유독 좋아하던 사람이 갑자기 먹던 것을 모두 끊으려고 할 때도 그렇다. 처음부터 16시간 이상의 공복 시간을 갖고, 딱 한 끼만 먹고, 좋아하는 음식들을 완벽하게 끊겠다고 결심하면 실패할 가능성이 크다. 그러니 너무 욕심 부리시 않는 자세가 필요하다. 한 끼를 너무 폭식하는 것보단 두 끼를 먹는 게 낫고, 며칠 해보다 포기하는 것보단 공복 시간이 적더라도 꾸준히 오래 하는 게 중요하다. 간헐적 단식은 단기간에 성과를 내는 기존 다이어트들과 다르다. 내가 스트레스를 받지 않는 범위에서 점진적으로 발전하는 것이 좋다.

나의 경우에도 처음엔 지금보다 많이 먹었다. 그런데 재미있는 변화는 간헐적 단식이 꾸준히 진행되다 보니 서서히 먹는 양이 줄었다는 점이다. 언제부턴가 적당히 배가 부르면 수저를 내려놓게 되었다. 내 몸이 충분한 하루치의 영양을 얻었다는 신호를 보냈기 때문이다. 더 이상 기약 없이 배고픔을 견디지 않아도 된다는 사실, 공복을 지내고 나면 또 다시 먹고 싶은 음식을 먹을 수 있다는 사실이 나에게 안정감을 주었다. 이렇게 다이어트는 심리와 관계된 부분이 크다.

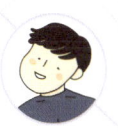

당신 식단의 점수는 몇 점인가요?

내가 이끄는 IF(Intermittent Fasting, 간헐적 단식) 팀에 속한 분들은 방송이나 인터뷰 등을 통해 간헐적 단식을 접하고 그 방법에 매료되어 찾아오신 경우가 많다. 그분들이 생각하는 간헐적 단식의 이점이란 바로 '마음껏 먹고 싶은 것을 먹고도 살을 뺄 수 있다'라는 것이다. 나는 첫 일주일간 그 '착각'과 '오해'를 차근차근 풀고 '꿈'을 '현실'로 바꾸는 과정을 밟아 간다.

멘티 분들이 가장 궁금해하는 것은 식단이다. 간헐적 단식을 할 때 먹는 '일반식'은 과연 무엇이며, 우리가 보편적으로 알고 있는 다이어트 식단과 어떻게 다른 것일까 하는 부분이다.

"간헐적 단식이면 아무거나 먹어도 되는 거 맞죠?"

"다이어트식은 고구마와 아보카도를 닭가슴살과 함께 다양한 채소와 약간의 드레싱을 섞어 먹는 거잖아요. 그럼 일반식은 평범한 한식을 말하는 건가요?"

"집밖에서 먹는 음식은 어디까지가 일반식에 해당되나요?"

"일반식은 반찬에 밥을 말하는 건가요? 그럼 아무거나 반찬 삼아 현미밥하고 먹으면 그것도 일반식이 되나요?"

이런 질문은 '무엇을 어떻게 먹어야 하는지에 대한 명확한 기준'을 요구한다. 그러나 나는 이러한 구분 짓기는 무의미하다고 생각한다. 이게 무슨 소리냐 싶겠지만 정말 그렇다. 이상적인 식단 구성에 필요한 기준은 딱 하나 '인슐린'이기 때문이다.

"인슐린이 뭔지 아세요?"

이런 질문을 던지면 조용해진다.

"인슐린을 모르고 정말 다이어트를 할 수 있을까?"

식단 관리와 운동이 다이어트의 전부였던 분들에겐 처음 듣는 이야기일 것이다. 그런데 100일간의 약속은 단기간에 많은 체중을 감량하는 것만이 유일한 목표가 되는 프로젝트가 아니다. 그보다는 요요 없이 오래 갈 수 있는 다이어트 방법을 스스로 깨닫도록 돕는다. 그 방법 중 하나가 내 몸에 대해, 그리고 왜 살이 찌고 빠지는지에 대해 공부하는 것이고 그 중심엔 인슐린이 있다. 다이어트에 있어서 인슐린은 절대 빼놓을 수 없는 호르몬이다.

 인슐린은 음식 섭취를 통해 몸속에 들어온 에너지를 포도당으로 변환시켜 혈액을 통해 세포에 공급될 수 있도록 문을 열어주는 역할을 한다. 또한 세포에 공급된 당이 다시 빠져나가지 못하도록 지키는 역할도 한다. 그런데 이 인슐린이 다이어트와 무슨 상관이 있다는 것일까? 그것은 우리 몸은 인슐린 호르몬이 발동되는 순간부터 '살을 뺄 수 있는' 몸의 기능은 멈추도록 설계되어 있기 때문에 그렇다. 그러므로 간헐적 단식에 있어서 식단을 두고 논쟁하는 것은 의미가 없다. 대신 '혈당과 인슐린을 자극시키지 않은 최적의 조건은 무엇인가?'를 기준으로 생각해야 한다. 그 조건은 다음의 내용으로 정리될 수 있다.

1. 공복

공복을 가지면 우리 몸의 인슐린 수치가 낮아지고, 체지방이

탈 수 있는 최적의 조건이 된다.

2. 고지방 저탄수화물 위주의 식사

정제 탄수화물, 탄산음료 등은 혈당을 빠른 속도로 높인다. 이렇게 인공적인 맛을 내는 음식을 자주 섭취하면 우리 몸은 혈당을 낮추기 위해 많은 양의 인슐린을 분비하고, 그 결과 살이 찌는 몸이 된다. 그러므로 가능한 인슐린을 덜 자극시키는 영양소 위주로 먹어야 다이어트에 도움이 된다. 그 방법 중 하나가 클린푸드, 키토제닉, 고지방 저탄수화물 위주의 식사다.

3. 충분한 운동

영양소가 불균형한 음식을 오랫동안 먹어왔는가? 그럼 에너지 대사 기능이 현저하게 떨어져 있는 상태이므로 지금 당장 몸을 움직여야 한다. 운동은 혈당을 조절한다. 그중 걷기는 인슐린 저항성을 개선하는 최고의 운동이다.

4. 수면

충분한 수면은 몸의 회복을 돕고 동시에 잦은 스트레스를 통해 인슐린 분비를 촉진하는 코르티솔의 활성화를 억제하는 효과가 있다.

나라고 간헐적 단식으로 30kg 가까운 감량을 이룬 이후 요요에 대한 두려움이 없었던 것은 아니다. 과거 100일간의 약속 26기로 프로젝트를 마친 나에게 홀가분함 뒤에 찾아온 기분은 아이러니하게도 '불안감' 이었다. 난 불안했다. 현재 입은 옷이 내 옷이 아닌 것 같다는 생각 때문이었다. 과거 나는 다이어트한 몸을 한 달 이상 유지해본 적이 없다. 나를 미워하면서 극단적으로 음식을 제한하면 몸은 반드시 복수를 했다. 다이어트 후에 욕구 불만이 최정점에 이른 상태가 되면 미친 듯이 먹었고 다시 살이 쪘다. 그런 일이 반복되는 게 너무도 당연하게 여겨졌다. 그래서 이 몸을 다시 돌려줘야 할 것 같은 불안감에 시달렸고, 실제로 살이 조금씩 쪘다.

  책을 읽고, 스스로 자료를 찾아 공부를 시작했다. 내가 왜 살이 쪘고, 간헐적 단식을 통해 왜 살이 빠졌는지에 대해 알게 된 것이다. 살을 빼고 건강을 유지하기 위해 필요한 지식을 배우게 되면 더 이상 "이걸 먹어야 할까요, 말아야 할까요?" 묻는 대신 능동적으로 식단 관리를 할 수 있게 된다.

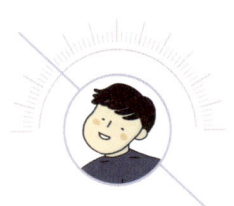

다이어트 레시피 '건강 삼합'

새로운 사람들을 만나는 자리에서 나를 '다이어트 멘토'라고 소개하면 다들 살 빼는 방법에 관한 수많은 질문을 던진다.

"안주 없이 술만 마셔도 살이 찔까요?"

"원푸드 다이어트를 할 때 치킨을 먹어도 살이 빠져요?"

"레몬 디톡스를 하려고 하는데 어느 정도 기간이 안전할까요?"

"다이어트에 좋은 음식을 추천해주세요."

내가 받은 질문들에서 흥미로운 공통점이 하나 있다. 바로 '당장 어떻게 운동하고 움직여야 할지'에 대한 관심보다는 '무엇을 먹고 먹지 않아야 하는지'에 대한 관심이 더 많다는 것이다. 식당에서 친구와 맛있는 밥을 배불리 먹은 후 카페로 자리를 옮겨 달콤한 디저트에 음료를 마신다. 그런 후 다이어트 의지를 입으로 불태우는 건 아무 소용이 없다. 지금 바로 '움직이는 일을 뒤로 미룬다면' 그 시간 인슐린은 세상 높은 줄 모르고 치솟는다. 이는 무엇을 의미할까? 당장 밖으로 나가서 30분 뛰면서 땀을 흘리는 수고보다는 음식을 통해 편하게 살을 빼고 싶어 하는 마음을 바꿔야 한다는 것이다.

간헐적 단식에 대해서도 같은 반응을 보인다. 각종 매체에서 드라마틱하게 포장된 면만 보고, 아무런 수고나 노력 없이 할 수 있는 다이어트 방법이라고 생각한다. 하지만 세상의 모든 다이어트 방식은 그것을 일상에 정착시킬 때까지 어느 정도의 불편함을 감수해야 한다.

 이사, 이민, 입학, 입사 등의 변화에만 적응이 필요한 게 아니다. 변화를 받아들이고 지속해야 하는 모든 일에는 인내심과 노력이 필요하다. 그런데 그저 조금이라도 더 편한 다이어트 방식일 거라는 기대로 간헐적 단식을 선택했다면, 잠시 책 읽기를 멈추고 심호흡을 해보자. 그리고 '편하고 싶다'는 욕심을 비워내길 바란다.

그렇다고 좌절할 필요는 없다. 얻는 게 있으면 잃는 것도 있는 법이다. 그 말은 반대로 뒤집으면 '잃는 게 있으면 얻는 것도 있다'라는 의미가 성립된다.

혹시 지금 단식이란 새로운 라이프 스타일에 적응하느라 불편한 시기를 보내고 있는가? 당신은 좋은 방향으로 나아가고 있다는 확실한 증거를 경험하고 있다. 지금 운동을 하느라 숨이 턱 끝까지 차올랐는가? 그 힘듦은 당신의 몸이 지방을 태우고 있고 살이 빠지는 중이란 증거다. 뱃속의 꼬르륵 소리를 들으며 공복을 참고 있는가? 이것 역시 좋다. 지금 당신의 몸이 젊어지고 건강해지고 있다는 증거다. 그러니 이제부터 성장통을 두려워하지 말자. 그것은 나의 인내와 노력을 지불한 대가로 긍정적 변화를 얻는 과정일 뿐이다.

건강을 위해 성장통을 즐길 준비가 되었다면 이제 내가 준비한 다이어트 레시피 '건강 삼합'을 살펴보자. 삭힌 홍어와 삶은 돼지고기, 김치 3가지 재료가 어울린 삼합이 최고의 맛을 내듯, '섭취', '소비', '휴식'이 조화롭게 어우러진 '건강 삼합'은 건강한 다이어트에 큰 도움이 된다. 내 경험상 3가지 요소 중 하나라도 부족하거나 과해지면 살을 빼더라도 요요로 이어질 확률이 높아진다. 다음에 소개하는 건강 삼합은 내가 3년째 지키고 있는 건강한 약속이기도 하다.

섭취	1. 16:8 또는 5:2 간헐적 단식 2. 탄수화물보다는 단백질과 지방 위주로 섭취하기 3. 하루 평균 물 2리터 이상 마시기 4. 폭식 후 좌절하지 말고 바로 다시 단식 시작하기
소비	1. 식후 곧장 가볍게 걷고 움직여주기 2. 짧은 이동 거리는 최대한 걸어서 가기 3. 하루 30분 이상 햇살을 받으며 걷기 4. 하루 평균 1만 5,000보 이상 걷기
휴식	1. 6시간 이상의 숙면을 위해 노력하기 2. 피로한 날 꼭 따뜻한 물에 샤워하고 잠들기 3. 운동 후 뭉친 곳은 꼭 풀어주기 4. 잠들기 전 휴대전화 보지 않기

- 간헐적단식
- 지방, 단백질위주
- 물 2리터 이상
- 폭식 후 좌절 말고 다시 단식 ㄱㄱ

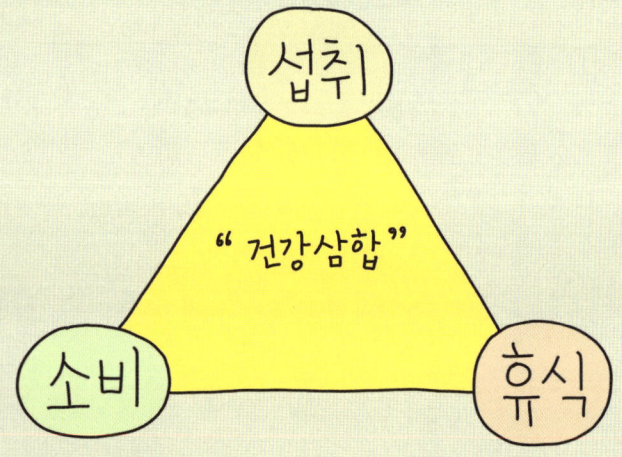

"건강삼합"

- 식후 곧장 가벼운 산책
- 짧은 거리는 최대한 걸어서!
- 매일 30분 이상 햇살받으며 걷기
- 만 오천보 이상 걷기

- 6시간 이상 숙면!
- 피로한 날 취침 전 따뜻한 물에 샤워
- 운동 후 뭉친 곳 풀어주기
- 취침 전 휴대폰 보지 않기

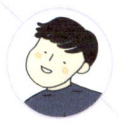

식단과 운동보다 '마음'을 돌보는 게 먼저다

다이어트는 인생이란 큰 범주 안에 속하는 것이다. 그런데 많은 분들이 다이어트를 인생의 전부인 양 여기고, 그것에 따라 삶의 성공과 실패가 나뉜다고 생각한다. 나 역시 그랬다.

불의의 사고를 당해 모델 일을 그만두고 다시 살이 쪘을 때, 잡지에서 우연히 아놀드 홍 선생님의 인터뷰를 보게 되었다. 유명한 스타 트레이너라 동경하는 마음도 있었지만, 내 마음을 사로잡은 것은 다이어트와 삶에 대한 선생님의 긍정적인 태도였다. '이 분을 꼭 만나야겠다' 결심을 하고 수소문 끝에 연락처를 알아냈다. 그리고 용기를 내서 장문의 문자를 보냈다. 답장을 기대하지 않았는데 놀랍게도 연락이 왔고,

선생님의 아침 산책에 매일 동행할 수 있게 되었다.

  남산을 함께 산책하는 동안 선생님은 다이어트에 대한 이야기는 일절 하지 않으셨다. 대신 내 이야기를 들어주셨다. 정신을 차리고 보면 나 혼자 말하고 있었다. 선생님께 나의 지나온 일들을 말씀드렸고, 선생님이 드시는 것을 따라 먹고 드시지 않을 때는 함께 먹지 않았다. 그렇게만 했는데도 조금씩 살이 빠지기 시작했다. 그동안의 다이어트 방식과도, 이전 운동 가이드 방식과도 선생님은 분명 달랐다.

  "세찬아. 지금은 음식이니, 운동이니 이런 거 생각하지 마. 네 마음을 돌보는 게 우선이야. 너는 지금까지 자신을 미워하는 마음으로 몸을 괴롭혔던 거야. 그건 다이어트가 아니야. 먼저 마음을 바꿔야 해."

  머리를 망치로 한 대 맞은 기분이었다. 선생님의 말씀은 하나도 틀린 게 없었다. 극단적인 식이조절과 혹독한 운동으로 얻은 몸무게는 나를 행복하게 하지 못했다. 다이어트는 나 자신을 학대하는 것이 아닌 사랑하는 방법이 되어야 했다. 선생님과의 만남 이후 나는 인생의 전환점을 맞이했다.

  나는 왜 살을 빼려고 하는 걸까?

  다이어트에 앞서서 이 질문을 던져보자. 뜬금없는 질문처럼 들릴지도 모르지만, 나는 내 생애 마지막 다이어트라는 절실함으로 간헐적 단식에 임하면서, 단순한 체지방 감량보다 더 중요한 사실이 있다는 걸 깨달았다. 그것은 건강한 목표가 없다면 아무리 완벽한 식이요법과 운동 프로그램도 결코 답이 될 수 없다는 것이다.

이 질문에 대한 답을 생각해보지 않는다면 간헐적 단식 역시 당신이 해왔던 수많은 다이어트 방법 중 하나가 될 것이고, 자신에 대한 실망감만 느끼고 그만두게 될 가능성이 높다. 과거의 나에게 다이어트란 낮은 자존감을 회복하는 도구였다. 그래서 다이어트만 생각하면 마음이 불행했다. 그러나 선생님과의 만남 이후 나에게 다이어트는 자신을 사랑하는 새로운 삶의 방식이 되었다.

"다이어트를 하면 행복해질까요? 다이어트에 성공하게 되면 행복으로 갈 수 있는 성취감과 자신감을 얻을 수 있을까요?"

100일간의 약속 멘티들에게 이런 질문을 하면 여러 가지 답이 나온다. 행복을 얻을 것이란 사람도 있고, 아니라는 사람도 있고, 해봐야 알겠다는 사람도 있다. 답은 앞으로 각자 찾아야 할 것이지만, 그 질문을 통해 자신을 돌아보게 된다.

"여러분들은 여기에 살을 빼러 온 게 아니에요. 지금보다 더 건강하고 행복해지기 위해 오셨죠."

다이어트를 해야 행복한 게 아니다. 다이어트를 통해 우리 안의 삶을 대하는 건강한 태도가 훈련될 때 저절로 행복해진다. 살을 빼는 데만 집착하면 '나는 왜 폭식이 터지지?', '왜 열심히 해도 안 되지?', '나는 왜 이렇게 인내력이 부족하지?' 하면서 끊임없이 자신을 미워하게 된다. 몸무게 1~2kg에 천국과 지옥을 왔다갔다한다. 이렇게 살을 빼는 것 자체가 목적이 되어서는 안 된다. 그것이 행복을 줄 수 없다는 걸 나는 경험을 통해 알고 있다. 그러니 숫자 몇 개로 내가 사랑받을 가치가 있는 사람인지 아닌지를 판단하지 말자. 당신은 그보다 소중한 사람이다.

사람들은 조건적 사랑과 인정의 굴레에 갇혀 있다. 그래서 살찐 자신을 인정하지 못한다. 다이어트의 첫 시작은 자신의 몸을 있는 그대로 인정해주는 것이다. 살이 찌고 말고가 인생에서 가장 중요한 일일까? 아니다. 당신이 가장 중요하다. 다이어트는 그 다음 문제다. 다이어트란 단순히 살을 빼는 과정이 아니다. 나를 소중히 여기고 더 좋은 선물을 주기 위한 바른 태도를 훈련하며 지금보다 더 건강한 사람, 멋진 사람이 되는 과정을 밟는 것이다. 앞으로는 내 몸을 너무 사랑하기에 건강을 선물해주고 싶어서 다이어트를 해야 한다.

 100일간의 약속을 찾아오신 분들은 어떤 돌파구가 필요한 분들이 많다. 낭떠러지나 막다른 골목에 있는 듯 간절한 상태다. 그런 분들이 정말 듣고 싶은 말은 식단과 운동에 대한 것이 아니다. 그보다는 마음을 채워주는 위로다. 다이어트가 자신을 사랑하는 좋은 방법 중 하나라고 말씀드리면 많은 분들이 기뻐하신다. 우리는 사실 자신을 있는 그대로 아끼고 사랑하고 싶어 한다.

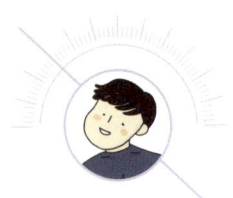

마음의 허기와
진짜 허기를 구분하자

여성 C는 직장에서 육체만큼이나 감정노동에 시달리는 일을 하고 있다. 열심히 일한 자신에게 퇴근 후 맛있는 음식을 선물해주는 것이 일상의 유일한 낙이다. 하지만 그렇게 누린 보상들은 체중 증가라는 반갑지 않은 결과로 남았고, 다이어트를 결심했다. C는 퇴근 후 헬스장에서 운동을 하기 시작했다. 습관처럼 먹었던 야식들이 생각나지만 그럭저럭 참을 만했다.

그러던 어느 날, C는 직장 상사에게 심하게 혼이 났다. '내가 뭘 그렇게 잘못했지? 왜 매일의 수고에 대한 칭찬도 보상도 받을 수 없는 불행한 삶을 살아야 한단 말인가?' 친구에게 전화를 걸어 하소연을 해도 감정이 풀리지 않았다. 당연히 운동도 가지 않았다. 도저히 이대로 잠들 수 없을 것 같아서 치킨집에 전화를 걸어 치킨을 주문하고, 냉장고에 묵혀 두었던 맥주를 꺼냈다. 그동안 다이어트를 하느라 참아왔던 음식들이라도 먹지 않으면 견디지 못할 것 같았다. 바삭바삭한 치킨과 시원한 맥주가 목구멍을 타고 넘어가자 일시적으로 기분이 나아졌다. 평소보다 더 많은 양의 맥주를 마시고 술김에 잠이 든 C는 다음 날 퉁퉁 부은 자신의 얼굴과 마주한다.

C의 마음은 이랬다. 직장에서 격려나 칭찬을 들은 적이 없고 열심히 일해도 인정받기는커녕 혼만 났다. 독립해서 혼자 살고 있기 때문에 집에 가봤자 이야기를 나눌 가족도 없다. 친구에게 이야기하고 싶지만 다들 지치고 힘든데 마음의 짐을 지워주는 것 같아 싫었다. 그러다 보니 어디에서도 채울 수 없는 마음의 허기를 먹는 것으로 채우게 되었다. 부정적인 감정에 휘말린 날에는 그것을 해소할 방법을 알지 못해서 배달 앱을 켜거나 야식집 메뉴를 뒤적거렸다. 그리고 다음 날 '역시 난 안 돼'라는 자괴감과 함께 눈을 떴다.

다이어트를 시도하는 수많은 직장인의 모습도 크게 다르지 않을 것이다. 이렇게 다이어트를 하다 보면 의외의 복병과 마주하는데, 바로 '마음의 허기'다. 왜 이런 일이 일어날까? 사실 식욕은 우리에게 필요한 에너지를 섭취하도록 하는 정상적인 신호다. 문제는 과도한 스트레스를 받았을 때, 우울하거나 무기력할 때, 일이 뜻대로 안 돼서 화가 날 때, 외로울 때도 식욕을 느낀다는 것이다. 이렇게 심리적 결핍을 음식으로 보상받으려 하는 것을 '감정 식욕'이라고 한다. 그래서 배가 부른데도 계속 음식을 먹고 싶다는 충동을 느낀다.

심리적으로 불안정할 때는 뇌에서 보내는 '배고픔'의 신호에 무조건적으로 반응해선 안 된다. 뇌는 위장이 채워지는 포만감을 행복함으로 인식하기 때문에 우리는 자신도 모르게 음식을 먹으며 감정을 바꾸려고 한다. 만약 지금까지 다이어트에 실패했다면 '혹시 내가 감정적인 이유로 배가 고프지 않은데도 음식을 먹은 건 아닌가?' 하는 질문을 던져보라.

그렇다면 진짜 허기와 가짜 허기를 어떻게 구분할 수 있을까? 아직 배고플 때가 아닌데 허기를 느낀다면 일단 물을 마셔보자. 그리고 15~20분쯤 기다려본다. 진짜 허기면 계속 배가 고프지만 가짜 허기면 배고픔이 어느 정도 가신다.

가짜 허기, 즉 마음의 허기는 마음을 채워주는 것으로 충족된다. 내 경우에 그랬고, 내가 관리하던 회원 분들도 그랬다. 100일간의 약속 참가자들을 멘토링하던 어느 날, 여성 지원자 분들에게 근처 커피숍으로 와달라는 연락을 받았다. 운동에도 불참하고 갑자기 밖에서 만나자기에 당황스러운 마음으로 나갔다. 나를 맞이한 건 세 명의 여성 지원자들이었다. 그런데 그들은 내가 앉자마자 눈물을 쏟았다. 얘기를 들어 보니 먹고 싶은 것을 참는 게 힘들고, 이런 일로 힘들어하는 자신이 밉다고 했다.

나는 하소연을 가만히 들어주었다. 지독한 다이어트라면 나도 경험해본 적이 있었기에 그들이 느끼는 스트레스를 누구보다 잘 안다. 그분들은 마음이 고팠는지도 모른다. 다이어트가 고통으로 다가오는 이유는 심리적 허기가 채워지지 않기 때문이다. 나는 일단 그분들의 이야기를 충분히 들어주고, 내 경험을 들려주었다. 그 자리에서 우리는 3시간이나 꼬박 이야기를 나누었다.

카페를 나설 때 그분들은 언제 그랬냐는 듯 활짝 웃고 있었다. 그리고 방금 전까지 그만두겠다고 하던 다이어트를 다시 힘내서 해보겠다고 했다. 마음의 허기를 채우고 나니 다시 일

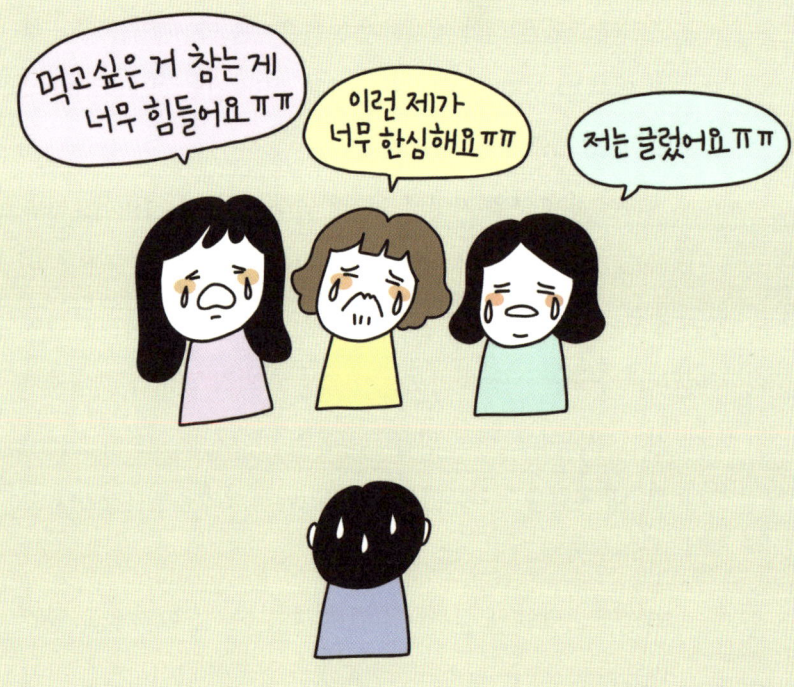

어설 힘이 생긴 것이다.

그동안 마음의 공허와 감정적 허기를 먹는 걸로 채우려고 했는가? 이제부터는 나에게 도움이 되는 선택을 해보자. 가장 좋은 방법은 마음 깊은 곳을 드러내 보일 수 있는 가족, 연인, 친구들과 대화를 나누는 것이다. 아니면 직장동료, 지인들과 함께 기분 좋은 저녁시간을 보내보는 것도 방법이다. 그것도 여의치 않다면 심리학 서적을 보거나 종교에 의지하는 것도 좋다. 당신의 마음에 진정한 기쁨과 만족, 안정감, 사랑을 채울 수 있는 방법을 끊임없이 찾고 탐구하며 깨달아야만 한다. 일단 마음을 채운 뒤 내 몸을 치유하는 공복을 선물해도 늦지 않다.

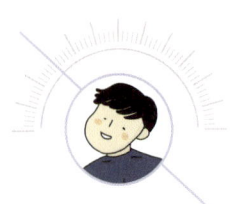

넘어졌을 때의 태도
"그럴 수도 있지."

살면서 누구나 바쁘고 힘든 시기를 보낼 때가 있다. 떠밀리듯 시간에 쫓겨 달려가다 보면 문득 '내가 무엇을 위해 이렇게 열심히 사는가?' 하는 생각과 외로움이 밀려온다. 올해 초 나는 몇 달째 쌓여버린 디자인 작업과 밀린 업무를 처리하느라 밤낮없이 일에 매달렸다. 또 매일 아침엔 100일간의 약속 새벽 운동을 이끌어야 했다. 피곤과 싸우다 보니 단식을 제대로 하지 못하는 날이 늘어났다.

 새벽까지 작업을 한 날엔 24시간 우동집에서 우동으로 허기를 달랬고, 밤샘 작업 후에 멘토로 복귀할 때는 김치찌개와 밥 한 공기로 기력을 북돋웠다. 이렇게 수면 패턴이 깨져버리면 공복을 지키기 어렵다. 몇 주 동안 일에 초점을 맞추는 동안 공복 시간이 들쭉날쭉해졌고, 체감상 몸무게가 4~5kg은 늘어난 것 같았다. 바로 멘티 분들에게 태도 훈련을 강조하고 있는 나 임세찬의 이야기다. 혹시 실망했는가? 하지만 나는 나에게 실망하지 않았다.

'바쁘고 정신없는 일과 속에서 내가 취해야 할 태도는 무엇일까?' 급한 일을 어느 정도 마무리 지은 나는 잠시 혼자만의 시간을 가졌다. 그리고 숨을 크게 들이마시고 나를 괴롭히는 자책과 자괴감, 걱정과 염려를 날려주는 데 특효가 있는 마법의 주문을 외웠다.

"그럴 수도 있지."

나는 열심히 살려고 노력했다. 내 몸과 마음이 이렇게 고단한 건 열심히 노력했기 때문이다. 하지만 나는 살인적인 스케줄에 지쳐 있었다. 100일간의 약속 멘토, 프리랜서 디자이너, 연기자까지 많은 일들을 잘하고 싶다는 마음에 욕심을 부렸기 때문이다. 그러다 보니 정작 내가 챙겨야 할 건강은 뒷전으로 밀려났다. 나는 그렇게 내 잘못을 인정했다. 우리는 완벽하지 않다. 최선을 다하며 살고 있더라도 결과적으로는 실수가 될 수도 있다. 나는 삶에서 고비를 맞이할 때마다 나의 태도를 정비함으로써 나에게 중요한 것이 무엇인지 돌아본다. 그리고 실패에 무너지지 않고 다시 일어서 나아간다.

삶을 대하는 태도가 건강해야 다이어트를 대하는 태도도 건강하다. 건강한 태도를 다이어트에 적용하면 다이어트도 성공적인 것이 될 수 있다. 특히 실패를 다룰 때 그렇다.

우리가 그동안 다이어트에 실패하는 순간은 바로 넘어졌을 때였다. 식탁 위에 놓인 떡볶이와 튀김을 딱 한 입만 먹으려고 했는데 정신을 차려보니 싹 먹어치웠다. 이때 당신은 어떤 생각을 하는가?

'역시 난 안 돼.'

'난 의지 박약이야!'

'앞으로도 가망이 없으니 차라리 포기하자!'

자신과의 약속을 자주 지키지 못했을 경우 이런 자괴감은 더욱 심해진다. 하지만 이건 성공과 실패의 개념이 아니다. 다이어트에서 정답이 하나 있다면 바로 꾸준함이다. 그런데 우리는 지겨운 식단과 힘든 운동을 하루도 빼놓지 않고 완벽하게 해내는 사람만 원하는 것을 얻을 수 있다고 생각한다. 하지만 그런 사람은 상위 0.1%에 해당한다. 실패하지 않는 사람, 넘어지지 않는 사람은 없다. 인간은 걸음마를 하기 위해 천 번

이상 넘어진다. 그런 과정을 거쳐 모든 아이들은 걸음을 뗀다. 그렇게 포기하지 않고 끝까지 다시 일어설 수만 있다면 이 또한 '꾸준함'인 것이다.

"어제 단식을 지키지 못하고 친구들과 맥주에 치킨을 먹었어요. 앞으로도 잘 지킬 자신이 없어요."

"오랜만에 에너지 충전했다고 생각하세요. 그동안 잘해오셨잖아요. 오늘 더 열심히 에너지를 소비하면 됩니다. 포기하지 마세요."

내가 이렇게 얘기하면 죄의식과 자괴감이 섞인 얼굴로 상담을 요청한 분의 표정이 밝아진다. 나도 음식에 대한 갈망이 있고 가끔 실패한다. 넘어졌을 때의 태도가 가장 중요하다. 실패에 대해 지나치게 심각해지거나 자기를 미워하는 대신 툭툭 털고 다시 나아가면 된다.

먹고 싶은 음식을 대할 때도 태도가 중요하다. 자장면이 먹고 싶다고 하소연하는 분에게 이렇게 말했다.

"자장면이 왜 그렇게 먹고 싶을까요? 혹시 스트레스 받는 일 있으셨어요? 마음이 공허하면 그걸 채우려고 음식이 당길 때가 있어요. 내가 왜 그 음식을 먹고 싶어 하는지에 대해 한

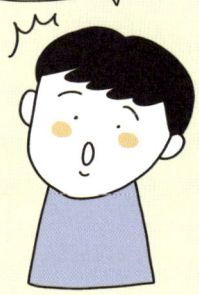
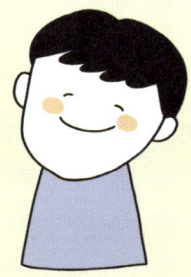
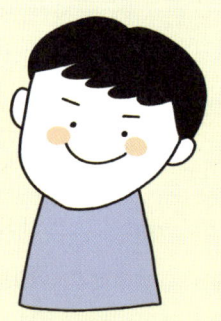

번 생각해보세요. 그래도 먹고 싶으면 드세요. 그리고 내일 열심히 운동하면 됩니다."

일주일에 7일을 자장면을 먹는 것과 일주일에 하루 먹는 것엔 엄연한 차이가 있다. 지식이 생기면 내 몸에 들어오는 음식이 어떤 역할을 하는지 알기 때문에 나쁜 음식을 먹고 싶다는 생각이 많이 사라진다. 내 경우에도 그것이 맛있다는 건 알지만 먹고 싶은 생각은 크지 않다. 하지만 일주일에 한 번쯤은 좋은 사람과 담소를 나누며 평소 먹고 싶은 음식을 먹는 것도 삶의 큰 기쁨이다. 먹을 땐 스트레스 받지 말고 즐겁게 먹도록 하자. 또 한 번에 크게 변화하려고 하지 말자. 당신은 매일 더 나아지고 있고 그런 자신을 사랑해야 한다.

"지갑에 돈이 없어서 사 먹지 못하는 건 불행하지만, 있어도 안 먹는 건 참을 만하지 않은가?" 나는 아놀드 홍 선생님의 이 말씀이 인상적이었다. 먹을 수 있는데 먹지 않는 것과 못 먹는 것에는 분명한 차이가 있다.

나는 100일간의 약속을 하는 동안 스스로 절제력을 키우는 훈련을 했다. 가방에 항상 견과류와 사과를 갖고 다녔다. 그것은 공복 16시간을 채우고 나면 언제든 먹을 수 있는 것이었다. 하지만 '먹을 수 있지만 공복 시간을 더 가져봐야지'

하고 자발적인 선택을 하는 순간 묘한 만족감과 희열이 느껴졌다. 회식 등의 자리에서도 마찬가지다. 내가 먹을 수 있지만 먹지 않기를 선택할 때 나 자신이 특별하고 자랑스럽게 느껴졌다. 그 희열은 누가 시켜서가 아니라 내가 주도적으로 선택하고 있다는 데에서 오는 것이다.

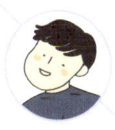

내 몸을
온전히 받아들이고
사랑한다

100일간의 약속의 아침 단체 운동 프로그램은 이른 새벽 시간 6시 40분 관악구에 함께 모여 맨몸 근력운동으로 시작해 이후 근방에 있는 서울대학교 캠퍼스를 약 1시간 반 정도 함께 걷는 것으로 마무리된다. 멘티 분들과 새벽 운동을 하고 캠퍼스를 거닐면 계절의 변화를 체감할 수 있다. 인도 옆에 나란히 심겨진 꽃들도 예쁘지만, 보도블록 사이를 비집고 나온 민들레에 자꾸 시선이 간다. 민들레는 어떻게 저기에서 피어났을까 싶은 공간에서도 자라나고 있었다. 이런 얘기를 하면 "보기보다 섬세한 분이시네요"라는 대답이 돌아온다.

나는 '감성적이다', '섬세하다', '감수성이 풍부하다', '예술가적 기질이 있다'는 말을 자주 듣는다. 이렇게 예민하다 보니 식이조절과 운동으로 인한 어려움을 감당하고, 거기에 감정까지 소모하느라 보통 사람보다 몇 배는 힘든 다이어트 과정을 밟아왔다. 아마 나와 같은 분들이 많으리라 생각한다.

만약 당신이 과거에 죽을 만큼 애쓰며 살을 빼본 경험이 있고, 이제는 나와 같이 닭가슴살과 고구마를 떠올리는 것만으로도 불행한 기분이 드는 사람이라면, 간헐적 단식을 선택하는 것만으로도 스스로에게 심리적 자유를 선물할 수 있다. 물론 공복이라는 새로운 경험을 일상으로 만드는 적응의 과정이 필요하겠지만, 음식의 선택에 있어 자유로움이 높은 편이기에 그만큼 감정적 소비는 줄일 수 있다.

내가 보도블록 사이에 핀 민들레에 시선을 빼앗긴 이유는 그것의 생명력 때문이었다. 강한 생명력만 품는다면 행여 꽃을 피우기 위한 조건이 완벽하게 충족되지 못하더라도 꽃은 환경에 굴복하지 않고 자신의 임무를 완성해낸다. 보도블록 사이의 꽃을 피어낸 작은 씨앗의 위대하고 놀라운 생명력에 대해 생각하다가 나는 새삼 내 몸의 위대함에 눈뜨게 되었다.

몸은 지금 이 순간까지 강한 생명력으로 나를 지탱하고 있었다. 내가 나를 아껴주지 않고, 건강과는 정반대의 길을 가고 있을 때에도 몸은 묵묵히 자신의 일을 하며 나를 살리고 있었다. 나는 내 몸과 얼마나 친한 사이일까? 얼마나 아끼고 존중하는가? 내 몸에게 한 번이라도 고맙다는 말을 해본 적 있었던가?

간헐적 단식을 시작하면서 나는 내 몸을 온전히 받아들이고 사랑하기로 했고, 그동안 몸이 나를 위해 한 일의 반만큼이라도 몸을 위해주고 싶다는 생각을 했다. 간헐적 단식을 시작하면서 나는 충분하게 쉬고, 자고, 나쁜 음식을 멀리 하고 영양소가 골고루 들어 있는 음식을 섭취했다. 그리고 공복 시간을 가짐으로써 내 안의 위대한 생명력이 발화할 수 있도록 했다. 몸에 대한 나의 태도는 점진적으로, 그러나 분명하게 바뀌고 있었다.

덕분에 나는 30kg 감량이란 놀라운 결과를 얻었을 뿐 아니라, 한 달 만에 요요가 오던 사람이 3년 동안 요요 없는 '유지어터'가 되었다. 성장통이란 지금 내가 처한 상황에 대한 가치를 부여해주는 아주 좋은 말이라는 생각이 든다. 지금 혹시 다이어트로 아프고 괴로운가? 그렇다면 당신은 불행해지고 있는 게 아니라 성장하고 있는 것이다. 그 성장통은 당신을 진정으로 건강해지고, 진정으로 행복해지는 길로 이끌 것이다. 내가 간헐적 단식을 통해 과거의 나 자신과 화해하고 건강을 유지하고 있듯이 말이다.

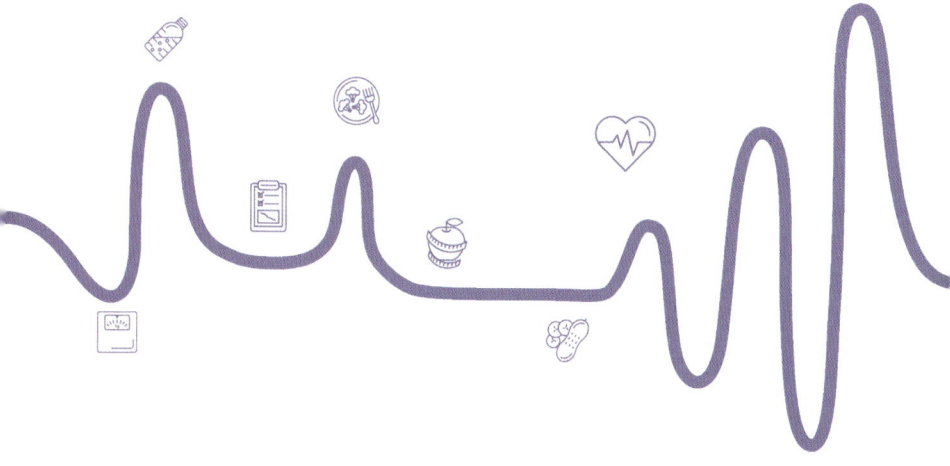

**일단 마음을 채운 뒤
내 몸을 치유하는
공복을 선물해도 늦지 않다.**

에필로그

간헐적 단식이라는 당신만의
라이프 스타일을 찾게 되기를

"큰 물고기를 잡고 싶으면 1년 365일 같은 자리에서 낚싯대를 던져라. 비가 오고 눈이 온다고, 춥거나 덥다고 핑계 대지 말고, 꾸준히 기다리다 보면 물고기가 낚싯대에 걸려들 거다."

내가 제자들에게 자주 하는 '꾸준함'에 대한 이야기다. 몸이 변하길 원한다면 오늘 조금 해보고 금방 포기하지 말자. 긍정적인 작은 습관들이 반복될 때 변화가 일어난다. 간헐적 단식을 통해 건강하고 날씬한 몸을 갖고자 한다면 나만의 식단과 운동 방법을 찾아서 꾸준히 실천하는 노력이 필요하다. 포기만 하지 않으면 된다.

"그런데 그 방법을 어떻게 찾아야 할까요?"

아직 이런 의문이 든다면, 일단 아놀드 홍과 에스더 킴, 임세찬의 방식을 가이드로 삼길 바란다. 그리고 공부하고 모방하는 과정을 거치며 나만의 방식을 마련해보자. 간헐적 단식은 하나의 라이프 스타일이기에 사람마다 색깔이 다를 수밖에 없다. 이 책의 세 명의 저자들도 단식을 일상에 적용하는 방법에는 조금씩 차이가 있다. 즉, 우리 모두는 자신만의 여정을 떠나야 하는 것이다.

간헐적 단식에 대한 책을 썼지만 나와 두 멘토들은 의사나 생리학자, 병리학자가 아니다. 오로지 우리의 체험을 통해, 그리고 그동안 우리와 다이어트의 여정을 함께한 사람들의 데이터를 통해 도출해낸 결과치다. 이 책은 기존 다이어트나 건강 상식에 배치될 수도 있고, 의사의 소견과 다를 수도 있다. 그리고 전문 자격을 갖춘 의료인들의 의학적 견해도 대신할 수 없다.

그럼에도 우리가 이 책을 세상에 내놓는 이유는, 사람들에게 더 나은 행복을 주고 싶기 때문이다. 우리는 다이어트의 최전선에서 많은 분들의 눈물과 고민을 함께하고 있다. 이 책이 그들에게 작은 선물이 될 수 있다면 더없이 기쁠 것이다. 또한 많은 사람들이 자신과 가족의 건강에 대해 진정한 관심을 갖고, 각자에게 맞는 단식 방법을 실천하는 계기가 되길 바란다.

나는 70세까지 보디빌더로 활동하고 싶다. 백발을 휘날리는 몸짱 보디빌더! 상상만 해도 기분이 좋다. 70세 이후의 삶에 대해서도 생각해보았다. 일단 소믈리에로 활동해보고 싶어서 2년 전에 자격증을 땄다. 술을 즐기지 않지만 와인의 맛과 향을 좋아하기 때문이다. 기회가 되면 플로리스트도 도전해보고 싶다. 이 덩치로 꽃을 만지는 것이 조금 어색해보일지 모르지만 뭐 어떠랴? 나는 꽃을 좋아한다. 내가 플로리스트가 된다면 세계에서 가장 몸 좋은 플로리스트로 이름을 날리지 않을까?

최종적인 나의 목표는 100세까지 건강하게 사는 것이다. 그리고 그때까지 살아 있다면, 아마도 간헐적 단식을 계속 실천하고 있을 것이다. 나에겐 이 방법이 가장 쉽고, 편안하며, 즐겁기 때문이다. 16시간의 공복, 내 몸이 건강해지는 클린 식스틴을 실천한다면 누구나 건강한 삶을 꿈꿀 수 있다. 단식이라는 새로운 라이프 스타일이 당신의 몸과 마음을 건강하게 하고, 인생을 더 즐겁게 누리는 원동력이 되기를! 이 여정을 먼저 떠난 사람으로서 진심으로 바란다.

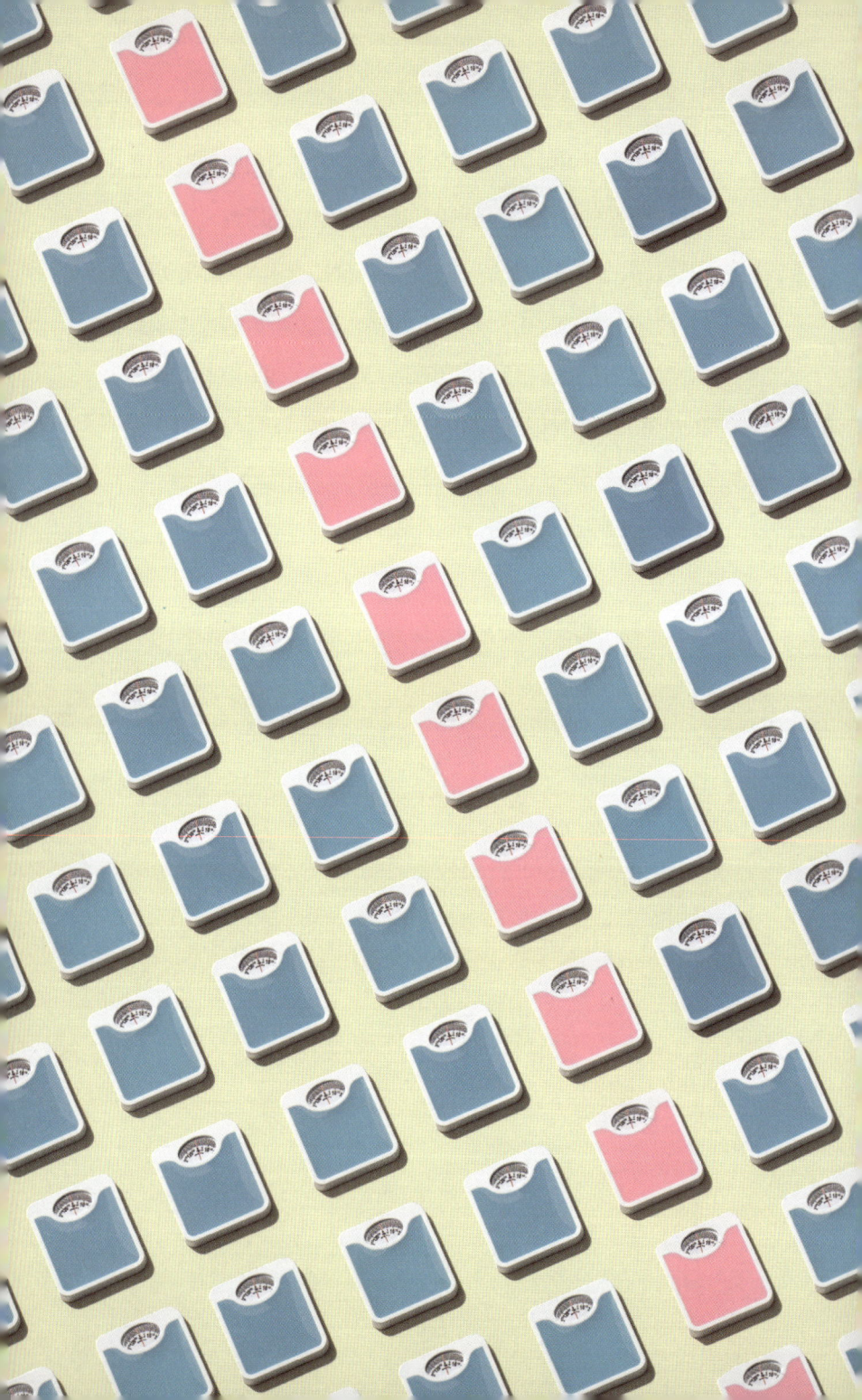

BEST OF BEST
100일 간헐적 단식 다이어리

1 일차 10 월 14 일 월

공복시간	15시간, 배고파서 1시간 먼저 ㅋㅋ	☐■■■■	
식사	먹고 싶던 보쌈	☐■■■	
몸무게	65.3kg	☐☐☐☐☐	
운동	스쿼트 100개, 런닝 30분	☐■■■■	
물	1리터, 좀더 먹어야...	☐☐☐■■	
수면	불면증!!!	☐☐☐☐☐	
컨디션	과식을 안했더니 속이 편하네	■■■■■	
기록	수면 문제를 해결해야 함	☐☐☐☐	

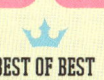

이렇게 활용하세요!

일차   ____월 ____일 ____요일

공복시간	☐☐☐☐☐
식사	☐☐☐☐☐
몸무게	☐☐☐☐☐
운동	☐☐☐☐☐
물	☐☐☐☐☐
수면	☐☐☐☐☐
컨디션	☐☐☐☐☐
기록	☐☐☐☐☐

일차   ____월 ____일 ____요일

공복시간	☐☐☐☐☐
식사	☐☐☐☐☐
몸무게	☐☐☐☐☐
운동	☐☐☐☐☐
물	☐☐☐☐☐
수면	☐☐☐☐☐
컨디션	☐☐☐☐☐
기록	☐☐☐☐☐

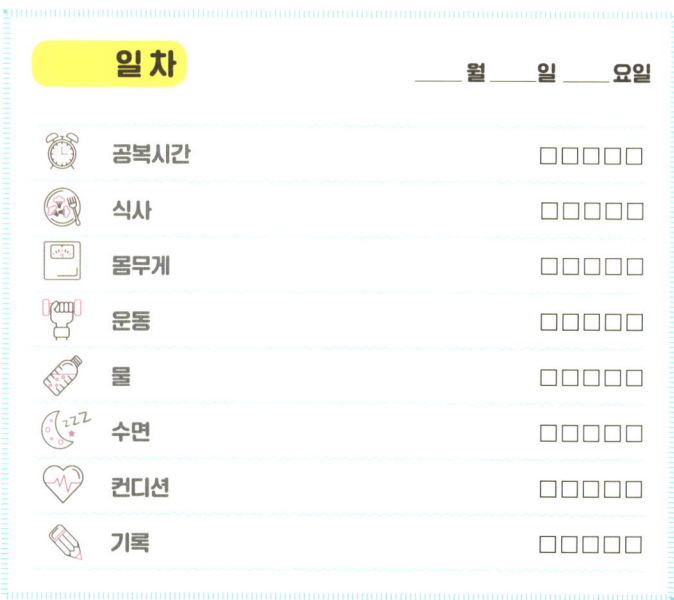

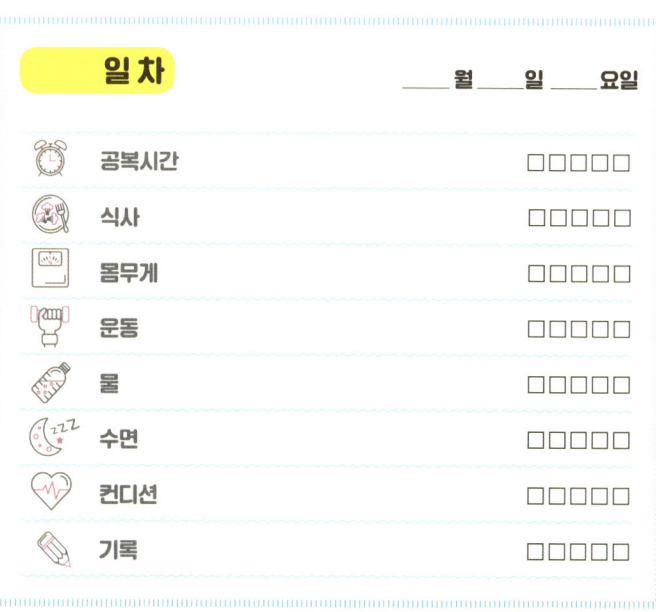

일차

_____월 _____일 _____요일

- ⏰ 공복시간　　　☐☐☐☐☐
- 🍽 식사　　　　　☐☐☐☐☐
- ⚖ 몸무게　　　　☐☐☐☐☐
- 🏋 운동　　　　　☐☐☐☐☐
- 🧴 물　　　　　　☐☐☐☐☐
- 🌙 수면　　　　　☐☐☐☐☐
- 💗 컨디션　　　　☐☐☐☐☐
- ✏ 기록　　　　　☐☐☐☐☐

일차

_____월 _____일 _____요일

- ⏰ 공복시간　　　☐☐☐☐☐
- 🍽 식사　　　　　☐☐☐☐☐
- ⚖ 몸무게　　　　☐☐☐☐☐
- 🏋 운동　　　　　☐☐☐☐☐
- 🧴 물　　　　　　☐☐☐☐☐
- 🌙 수면　　　　　☐☐☐☐☐
- 💗 컨디션　　　　☐☐☐☐☐
- ✏ 기록　　　　　☐☐☐☐☐

___ 일차　　　　___월 ___일 ___요일

- ⏰ 공복시간　　　☐☐☐☐☐
- 🍽️ 식사　　　　　☐☐☐☐☐
- ⚖️ 몸무게　　　　☐☐☐☐☐
- 💪 운동　　　　　☐☐☐☐☐
- 🍼 물　　　　　　☐☐☐☐☐
- 🌙 수면　　　　　☐☐☐☐☐
- 💓 컨디션　　　　☐☐☐☐☐
- ✏️ 기록　　　　　☐☐☐☐☐

___ 일차　　　　___월 ___일 ___요일

- ⏰ 공복시간　　　☐☐☐☐☐
- 🍽️ 식사　　　　　☐☐☐☐☐
- ⚖️ 몸무게　　　　☐☐☐☐☐
- 💪 운동　　　　　☐☐☐☐☐
- 🍼 물　　　　　　☐☐☐☐☐
- 🌙 수면　　　　　☐☐☐☐☐
- 💓 컨디션　　　　☐☐☐☐☐
- ✏️ 기록　　　　　☐☐☐☐☐

일차　　　　　＿＿월＿＿일＿＿요일

- ⏰ 공복시간　　　☐☐☐☐☐
- 🍽 식사　　　　　☐☐☐☐☐
- ⚖ 몸무게　　　　☐☐☐☐☐
- 🏋 운동　　　　　☐☐☐☐☐
- 💧 물　　　　　　☐☐☐☐☐
- 🌙 수면　　　　　☐☐☐☐☐
- 💓 컨디션　　　　☐☐☐☐☐
- ✏ 기록　　　　　☐☐☐☐☐

일차　　　　　＿＿월＿＿일＿＿요일

- ⏰ 공복시간　　　☐☐☐☐☐
- 🍽 식사　　　　　☐☐☐☐☐
- ⚖ 몸무게　　　　☐☐☐☐☐
- 🏋 운동　　　　　☐☐☐☐☐
- 💧 물　　　　　　☐☐☐☐☐
- 🌙 수면　　　　　☐☐☐☐☐
- 💓 컨디션　　　　☐☐☐☐☐
- ✏ 기록　　　　　☐☐☐☐☐

　　일 차　　　　　　＿＿＿월＿＿＿일＿＿＿요일

- ⏰ 공복시간　　　☐☐☐☐☐
- 🍽 식사　　　　　☐☐☐☐☐
- 몸무게　　　　☐☐☐☐☐
- 운동　　　　　☐☐☐☐☐
- 물　　　　　　☐☐☐☐☐
- 🌙 수면　　　　　☐☐☐☐☐
- ♥ 컨디션　　　　☐☐☐☐☐
- ✏ 기록　　　　　☐☐☐☐☐

　　일 차　　　　　　＿＿＿월＿＿＿일＿＿＿요일

- ⏰ 공복시간　　　☐☐☐☐☐
- 🍽 식사　　　　　☐☐☐☐☐
- 몸무게　　　　☐☐☐☐☐
- 운동　　　　　☐☐☐☐☐
- 물　　　　　　☐☐☐☐☐
- 🌙 수면　　　　　☐☐☐☐☐
- ♥ 컨디션　　　　☐☐☐☐☐
- ✏ 기록　　　　　☐☐☐☐☐

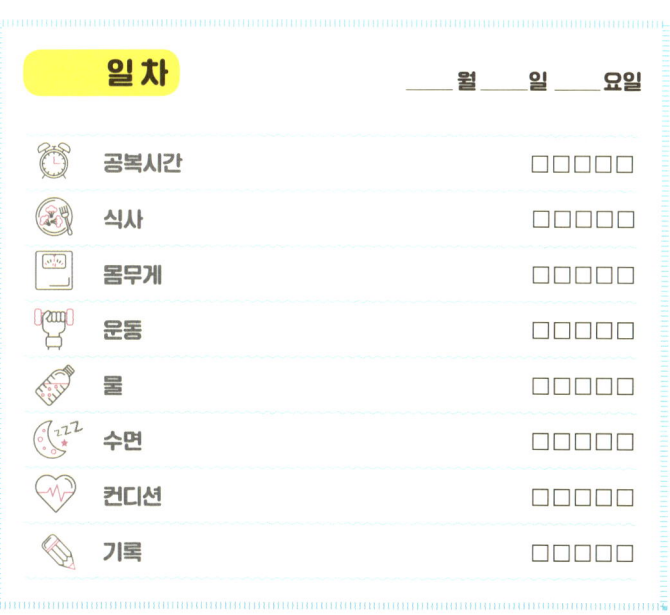

일차 　　　　　월　　　일　　　요일

- ⏰ 공복시간　　　☐☐☐☐☐
- 🍽 식사　　　　　☐☐☐☐☐
- ⚖ 몸무게　　　　☐☐☐☐☐
- 🏋 운동　　　　　☐☐☐☐☐
- 💧 물　　　　　　☐☐☐☐☐
- 🌙 수면　　　　　☐☐☐☐☐
- ❤ 컨디션　　　　☐☐☐☐☐
- ✏ 기록　　　　　☐☐☐☐☐

일차 　　　　　월　　　일　　　요일

- ⏰ 공복시간　　　☐☐☐☐☐
- 🍽 식사　　　　　☐☐☐☐☐
- ⚖ 몸무게　　　　☐☐☐☐☐
- 🏋 운동　　　　　☐☐☐☐☐
- 💧 물　　　　　　☐☐☐☐☐
- 🌙 수면　　　　　☐☐☐☐☐
- ❤ 컨디션　　　　☐☐☐☐☐
- ✏ 기록　　　　　☐☐☐☐☐

일 차

_____월 _____일 _____요일

- ⏰ 공복시간 ☐☐☐☐☐
- 🍽 식사 ☐☐☐☐☐
- ⚖ 몸무게 ☐☐☐☐☐
- 💪 운동 ☐☐☐☐☐
- 💧 물 ☐☐☐☐☐
- 🌙 수면 ☐☐☐☐☐
- 💓 컨디션 ☐☐☐☐☐
- ✏ 기록 ☐☐☐☐☐

일 차

_____월 _____일 _____요일

- ⏰ 공복시간 ☐☐☐☐☐
- 🍽 식사 ☐☐☐☐☐
- ⚖ 몸무게 ☐☐☐☐☐
- 💪 운동 ☐☐☐☐☐
- 💧 물 ☐☐☐☐☐
- 🌙 수면 ☐☐☐☐☐
- 💓 컨디션 ☐☐☐☐☐
- ✏ 기록 ☐☐☐☐☐

일차 ___월___일___요일

- 공복시간 ☐☐☐☐☐
- 식사 ☐☐☐☐☐
- 몸무게 ☐☐☐☐☐
- 운동 ☐☐☐☐☐
- 물 ☐☐☐☐☐
- 수면 ☐☐☐☐☐
- 컨디션 ☐☐☐☐☐
- 기록 ☐☐☐☐☐

일차 ___월___일___요일

- 공복시간 ☐☐☐☐☐
- 식사 ☐☐☐☐☐
- 몸무게 ☐☐☐☐☐
- 운동 ☐☐☐☐☐
- 물 ☐☐☐☐☐
- 수면 ☐☐☐☐☐
- 컨디션 ☐☐☐☐☐
- 기록 ☐☐☐☐☐

일차 　　　＿＿월＿＿일＿＿요일

- ⏰ 공복시간　　☐☐☐☐☐
- 🍽 식사　　　　☐☐☐☐☐
- ⚖ 몸무게　　　☐☐☐☐☐
- 🏋 운동　　　　☐☐☐☐☐
- 🍼 물　　　　　☐☐☐☐☐
- 🌙 수면　　　　☐☐☐☐☐
- 💓 컨디션　　　☐☐☐☐☐
- ✏ 기록　　　　☐☐☐☐☐

일차 　　　＿＿월＿＿일＿＿요일

- ⏰ 공복시간　　☐☐☐☐☐
- 🍽 식사　　　　☐☐☐☐☐
- ⚖ 몸무게　　　☐☐☐☐☐
- 🏋 운동　　　　☐☐☐☐☐
- 🍼 물　　　　　☐☐☐☐☐
- 🌙 수면　　　　☐☐☐☐☐
- 💓 컨디션　　　☐☐☐☐☐
- ✏ 기록　　　　☐☐☐☐☐

일차

_____월 _____일 _____요일

- ⏰ 공복시간 ☐☐☐☐☐
- 🍽 식사 ☐☐☐☐☐
- 몸무게 ☐☐☐☐☐
- 🏋 운동 ☐☐☐☐☐
- 물 ☐☐☐☐☐
- 🌙 수면 ☐☐☐☐☐
- ❤ 컨디션 ☐☐☐☐☐
- ✏ 기록 ☐☐☐☐☐

일차

_____월 _____일 _____요일

- ⏰ 공복시간 ☐☐☐☐☐
- 🍽 식사 ☐☐☐☐☐
- 몸무게 ☐☐☐☐☐
- 🏋 운동 ☐☐☐☐☐
- 물 ☐☐☐☐☐
- 🌙 수면 ☐☐☐☐☐
- ❤ 컨디션 ☐☐☐☐☐
- ✏ 기록 ☐☐☐☐☐

일차　　　　　____월____일____요일

- ⏰ 공복시간　　☐☐☐☐☐
- 🍽 식사　　　　☐☐☐☐☐
- ⚖ 몸무게　　　☐☐☐☐☐
- 💪 운동　　　　☐☐☐☐☐
- 💧 물　　　　　☐☐☐☐☐
- 🌙 수면　　　　☐☐☐☐☐
- ❤ 컨디션　　　☐☐☐☐☐
- ✏ 기록　　　　☐☐☐☐☐

일차　　　　　____월____일____요일

- ⏰ 공복시간　　☐☐☐☐☐
- 🍽 식사　　　　☐☐☐☐☐
- ⚖ 몸무게　　　☐☐☐☐☐
- 💪 운동　　　　☐☐☐☐☐
- 💧 물　　　　　☐☐☐☐☐
- 🌙 수면　　　　☐☐☐☐☐
- ❤ 컨디션　　　☐☐☐☐☐
- ✏ 기록　　　　☐☐☐☐☐

일차　　　　　＿＿월＿＿일＿＿요일

- 공복시간　　　　☐☐☐☐☐
- 식사　　　　　　☐☐☐☐☐
- 몸무게　　　　　☐☐☐☐☐
- 운동　　　　　　☐☐☐☐☐
- 물　　　　　　　☐☐☐☐☐
- 수면　　　　　　☐☐☐☐☐
- 컨디션　　　　　☐☐☐☐☐
- 기록　　　　　　☐☐☐☐☐

일차　　　　　＿＿월＿＿일＿＿요일

- 공복시간　　　　☐☐☐☐☐
- 식사　　　　　　☐☐☐☐☐
- 몸무게　　　　　☐☐☐☐☐
- 운동　　　　　　☐☐☐☐☐
- 물　　　　　　　☐☐☐☐☐
- 수면　　　　　　☐☐☐☐☐
- 컨디션　　　　　☐☐☐☐☐
- 기록　　　　　　☐☐☐☐☐

일 차

_____월_____일_____요일

- ⏰ 공복시간　☐☐☐☐☐
- 🍽 식사　　　☐☐☐☐☐
- ⚖ 몸무게　　☐☐☐☐☐
- 💪 운동　　　☐☐☐☐☐
- 🧴 물　　　　☐☐☐☐☐
- 🌙 수면　　　☐☐☐☐☐
- ❤ 컨디션　　☐☐☐☐☐
- ✏ 기록　　　☐☐☐☐☐

일 차

_____월_____일_____요일

- ⏰ 공복시간　☐☐☐☐☐
- 🍽 식사　　　☐☐☐☐☐
- ⚖ 몸무게　　☐☐☐☐☐
- 💪 운동　　　☐☐☐☐☐
- 🧴 물　　　　☐☐☐☐☐
- 🌙 수면　　　☐☐☐☐☐
- ❤ 컨디션　　☐☐☐☐☐
- ✏ 기록　　　☐☐☐☐☐

일차　　　　　＿＿월＿＿일＿＿요일

- ⏰ 공복시간　　　☐☐☐☐☐
- 🍽 식사　　　　　☐☐☐☐☐
- ⚖ 몸무게　　　　☐☐☐☐☐
- 🏋 운동　　　　　☐☐☐☐☐
- 💧 물　　　　　　☐☐☐☐☐
- 🌙 수면　　　　　☐☐☐☐☐
- 💓 컨디션　　　　☐☐☐☐☐
- ✏ 기록　　　　　☐☐☐☐☐

일차　　　　　＿＿월＿＿일＿＿요일

- ⏰ 공복시간　　　☐☐☐☐☐
- 🍽 식사　　　　　☐☐☐☐☐
- ⚖ 몸무게　　　　☐☐☐☐☐
- 🏋 운동　　　　　☐☐☐☐☐
- 💧 물　　　　　　☐☐☐☐☐
- 🌙 수면　　　　　☐☐☐☐☐
- 💓 컨디션　　　　☐☐☐☐☐
- ✏ 기록　　　　　☐☐☐☐☐

일차　　　　＿＿월＿＿일＿＿요일

- ⏰ 공복시간　　☐☐☐☐☐
- 🍽 식사　　☐☐☐☐☐
- ⚖ 몸무게　　☐☐☐☐☐
- 🏋 운동　　☐☐☐☐☐
- 🍼 물　　☐☐☐☐☐
- 🌙 수면　　☐☐☐☐☐
- 💗 컨디션　　☐☐☐☐☐
- ✏ 기록　　☐☐☐☐☐

일차　　　　＿＿월＿＿일＿＿요일

- ⏰ 공복시간　　☐☐☐☐☐
- 🍽 식사　　☐☐☐☐☐
- ⚖ 몸무게　　☐☐☐☐☐
- 🏋 운동　　☐☐☐☐☐
- 🍼 물　　☐☐☐☐☐
- 🌙 수면　　☐☐☐☐☐
- 💗 컨디션　　☐☐☐☐☐
- ✏ 기록　　☐☐☐☐☐

일차

____월____일____요일

- ⏰ 공복시간 ☐☐☐☐☐
- 🍽 식사 ☐☐☐☐☐
- ⚖ 몸무게 ☐☐☐☐☐
- 🏋 운동 ☐☐☐☐☐
- 💧 물 ☐☐☐☐☐
- 🌙 수면 ☐☐☐☐☐
- ❤ 컨디션 ☐☐☐☐☐
- ✏ 기록 ☐☐☐☐☐

일차

____월____일____요일

- ⏰ 공복시간 ☐☐☐☐☐
- 🍽 식사 ☐☐☐☐☐
- ⚖ 몸무게 ☐☐☐☐☐
- 🏋 운동 ☐☐☐☐☐
- 💧 물 ☐☐☐☐☐
- 🌙 수면 ☐☐☐☐☐
- ❤ 컨디션 ☐☐☐☐☐
- ✏ 기록 ☐☐☐☐☐

일 차   ___월 ___일 ___요일

- 공복시간   ☐☐☐☐☐
- 식사   ☐☐☐☐☐
- 몸무게   ☐☐☐☐☐
- 운동   ☐☐☐☐☐
- 물   ☐☐☐☐☐
- 수면   ☐☐☐☐☐
- 컨디션   ☐☐☐☐☐
- 기록   ☐☐☐☐☐

일 차   ___월 ___일 ___요일

- 공복시간   ☐☐☐☐☐
- 식사   ☐☐☐☐☐
- 몸무게   ☐☐☐☐☐
- 운동   ☐☐☐☐☐
- 물   ☐☐☐☐☐
- 수면   ☐☐☐☐☐
- 컨디션   ☐☐☐☐☐
- 기록   ☐☐☐☐☐

일 차　　　　　＿＿월＿＿일＿＿요일

아이콘	항목	체크
⏰	공복시간	☐☐☐☐☐
🍽	식사	☐☐☐☐☐
⚖	몸무게	☐☐☐☐☐
🏋	운동	☐☐☐☐☐
🍼	물	☐☐☐☐☐
🌙	수면	☐☐☐☐☐
💗	컨디션	☐☐☐☐☐
✏	기록	☐☐☐☐☐

일 차　　　　　＿＿월＿＿일＿＿요일

아이콘	항목	체크
⏰	공복시간	☐☐☐☐☐
🍽	식사	☐☐☐☐☐
⚖	몸무게	☐☐☐☐☐
🏋	운동	☐☐☐☐☐
🍼	물	☐☐☐☐☐
🌙	수면	☐☐☐☐☐
💗	컨디션	☐☐☐☐☐
✏	기록	☐☐☐☐☐

일차   ___월 ___일 ___요일

- 공복시간 ☐☐☐☐☐
- 식사   ☐☐☐☐☐
- 몸무게   ☐☐☐☐☐
- 운동   ☐☐☐☐☐
- 물   ☐☐☐☐☐
- 수면   ☐☐☐☐☐
- 컨디션   ☐☐☐☐☐
- 기록   ☐☐☐☐☐

일차   ___월 ___일 ___요일

- 공복시간 ☐☐☐☐☐
- 식사   ☐☐☐☐☐
- 몸무게   ☐☐☐☐☐
- 운동   ☐☐☐☐☐
- 물   ☐☐☐☐☐
- 수면   ☐☐☐☐☐
- 컨디션   ☐☐☐☐☐
- 기록   ☐☐☐☐☐

일차

_____월 _____일 _____요일

- 공복시간　　　　　☐☐☐☐☐
- 식사　　　　　　　☐☐☐☐☐
- 몸무게　　　　　　☐☐☐☐☐
- 운동　　　　　　　☐☐☐☐☐
- 물　　　　　　　　☐☐☐☐☐
- 수면　　　　　　　☐☐☐☐☐
- 컨디션　　　　　　☐☐☐☐☐
- 기록　　　　　　　☐☐☐☐☐

일차

_____월 _____일 _____요일

- 공복시간　　　　　☐☐☐☐☐
- 식사　　　　　　　☐☐☐☐☐
- 몸무게　　　　　　☐☐☐☐☐
- 운동　　　　　　　☐☐☐☐☐
- 물　　　　　　　　☐☐☐☐☐
- 수면　　　　　　　☐☐☐☐☐
- 컨디션　　　　　　☐☐☐☐☐
- 기록　　　　　　　☐☐☐☐☐

일차 ___월 ___일 ___요일

- 공복시간 ☐☐☐☐☐
- 식사   ☐☐☐☐☐
- 몸무게   ☐☐☐☐☐
- 운동   ☐☐☐☐☐
- 물   ☐☐☐☐☐
- 수면   ☐☐☐☐☐
- 컨디션   ☐☐☐☐☐
- 기록   ☐☐☐☐☐

일차 ___월 ___일 ___요일

- 공복시간 ☐☐☐☐☐
- 식사   ☐☐☐☐☐
- 몸무게   ☐☐☐☐☐
- 운동   ☐☐☐☐☐
- 물   ☐☐☐☐☐
- 수면   ☐☐☐☐☐
- 컨디션   ☐☐☐☐☐
- 기록   ☐☐☐☐☐

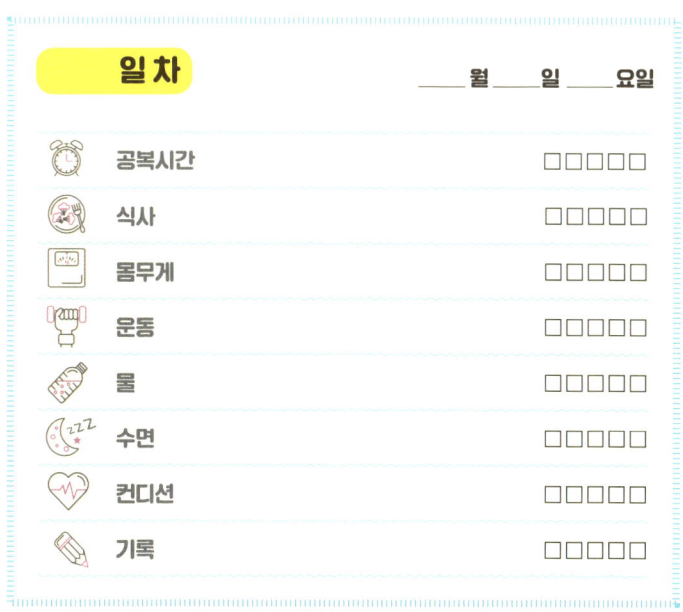

일 차

_____월 _____일 _____요일

- ⏰ **공복시간** ☐☐☐☐☐
- 🍽 **식사** ☐☐☐☐☐
- ⚖ **몸무게** ☐☐☐☐☐
- 🏋 **운동** ☐☐☐☐☐
- 🍶 **물** ☐☐☐☐☐
- 🌙 **수면** ☐☐☐☐☐
- 💓 **컨디션** ☐☐☐☐☐
- ✏ **기록** ☐☐☐☐☐

일 차

_____월 _____일 _____요일

- ⏰ **공복시간** ☐☐☐☐☐
- 🍽 **식사** ☐☐☐☐☐
- ⚖ **몸무게** ☐☐☐☐☐
- 🏋 **운동** ☐☐☐☐☐
- 🍶 **물** ☐☐☐☐☐
- 🌙 **수면** ☐☐☐☐☐
- 💓 **컨디션** ☐☐☐☐☐
- ✏ **기록** ☐☐☐☐☐

일차   ____월 ____일 ____요일

- ⏰ 공복시간 ☐☐☐☐☐
- 🍽 식사 ☐☐☐☐☐
- ⚖ 몸무게 ☐☐☐☐☐
- 💪 운동 ☐☐☐☐☐
- 🧴 물 ☐☐☐☐☐
- 🌙 수면 ☐☐☐☐☐
- 💓 컨디션 ☐☐☐☐☐
- ✏ 기록 ☐☐☐☐☐

일차   ____월 ____일 ____요일

- ⏰ 공복시간 ☐☐☐☐☐
- 🍽 식사 ☐☐☐☐☐
- ⚖ 몸무게 ☐☐☐☐☐
- 💪 운동 ☐☐☐☐☐
- 🧴 물 ☐☐☐☐☐
- 🌙 수면 ☐☐☐☐☐
- 💓 컨디션 ☐☐☐☐☐
- ✏ 기록 ☐☐☐☐☐

일차 ＿＿월＿＿일＿＿요일

- 공복시간 ☐☐☐☐☐
- 식사 ☐☐☐☐☐
- 몸무게 ☐☐☐☐☐
- 운동 ☐☐☐☐☐
- 물 ☐☐☐☐☐
- 수면 ☐☐☐☐☐
- 컨디션 ☐☐☐☐☐
- 기록 ☐☐☐☐☐

일차 ＿＿월＿＿일＿＿요일

- 공복시간 ☐☐☐☐☐
- 식사 ☐☐☐☐☐
- 몸무게 ☐☐☐☐☐
- 운동 ☐☐☐☐☐
- 물 ☐☐☐☐☐
- 수면 ☐☐☐☐☐
- 컨디션 ☐☐☐☐☐
- 기록 ☐☐☐☐☐

일 차   ___월 ___일 ___요일

- 공복시간 ☐☐☐☐☐
- 식사 ☐☐☐☐☐
- 몸무게 ☐☐☐☐☐
- 운동 ☐☐☐☐☐
- 물 ☐☐☐☐☐
- 수면 ☐☐☐☐☐
- 컨디션 ☐☐☐☐☐
- 기록 ☐☐☐☐☐

일 차   ___월 ___일 ___요일

- 공복시간 ☐☐☐☐☐
- 식사 ☐☐☐☐☐
- 몸무게 ☐☐☐☐☐
- 운동 ☐☐☐☐☐
- 물 ☐☐☐☐☐
- 수면 ☐☐☐☐☐
- 컨디션 ☐☐☐☐☐
- 기록 ☐☐☐☐☐

일차

____월 ____일 ____요일

- 공복시간 ☐☐☐☐☐
- 식사 ☐☐☐☐☐
- 몸무게 ☐☐☐☐☐
- 운동 ☐☐☐☐☐
- 물 ☐☐☐☐☐
- 수면 ☐☐☐☐☐
- 컨디션 ☐☐☐☐☐
- 기록 ☐☐☐☐☐

일차

____월 ____일 ____요일

- 공복시간 ☐☐☐☐☐
- 식사 ☐☐☐☐☐
- 몸무게 ☐☐☐☐☐
- 운동 ☐☐☐☐☐
- 물 ☐☐☐☐☐
- 수면 ☐☐☐☐☐
- 컨디션 ☐☐☐☐☐
- 기록 ☐☐☐☐☐

일차

____월____일____요일

- ⏰ 공복시간 ☐☐☐☐☐
- 🍽 식사 ☐☐☐☐☐
- ⚖ 몸무게 ☐☐☐☐☐
- 🏋 운동 ☐☐☐☐☐
- 💧 물 ☐☐☐☐☐
- 🌙 수면 ☐☐☐☐☐
- 💗 컨디션 ☐☐☐☐☐
- ✏ 기록 ☐☐☐☐☐

일차

____월____일____요일

- ⏰ 공복시간 ☐☐☐☐☐
- 🍽 식사 ☐☐☐☐☐
- ⚖ 몸무게 ☐☐☐☐☐
- 🏋 운동 ☐☐☐☐☐
- 💧 물 ☐☐☐☐☐
- 🌙 수면 ☐☐☐☐☐
- 💗 컨디션 ☐☐☐☐☐
- ✏ 기록 ☐☐☐☐☐

일차   ___월___일___요일

- ⏰ 공복시간   ☐☐☐☐☐
- 🍽 식사   ☐☐☐☐☐
- ⚖ 몸무게   ☐☐☐☐☐
- 💪 운동   ☐☐☐☐☐
- 💧 물   ☐☐☐☐☐
- 🌙 수면   ☐☐☐☐☐
- ❤ 컨디션   ☐☐☐☐☐
- ✏ 기록   ☐☐☐☐☐

일차   ___월___일___요일

- ⏰ 공복시간   ☐☐☐☐☐
- 🍽 식사   ☐☐☐☐☐
- ⚖ 몸무게   ☐☐☐☐☐
- 💪 운동   ☐☐☐☐☐
- 💧 물   ☐☐☐☐☐
- 🌙 수면   ☐☐☐☐☐
- ❤ 컨디션   ☐☐☐☐☐
- ✏ 기록   ☐☐☐☐☐

일차　　　　　____월____일____요일

- ⏰ 공복시간　　　☐☐☐☐☐
- 🍽 식사　　　　　☐☐☐☐☐
- ⚖ 몸무게　　　　☐☐☐☐☐
- 💪 운동　　　　　☐☐☐☐☐
- 🧴 물　　　　　　☐☐☐☐☐
- 🌙 수면　　　　　☐☐☐☐☐
- 💗 컨디션　　　　☐☐☐☐☐
- ✏ 기록　　　　　☐☐☐☐☐

일차　　　　　____월____일____요일

- ⏰ 공복시간　　　☐☐☐☐☐
- 🍽 식사　　　　　☐☐☐☐☐
- ⚖ 몸무게　　　　☐☐☐☐☐
- 💪 운동　　　　　☐☐☐☐☐
- 🧴 물　　　　　　☐☐☐☐☐
- 🌙 수면　　　　　☐☐☐☐☐
- 💗 컨디션　　　　☐☐☐☐☐
- ✏ 기록　　　　　☐☐☐☐☐

일차   ___월 ___일 ___요일

- ⏰ 공복시간   ☐☐☐☐☐
- 🍽 식사   ☐☐☐☐☐
- ⚖ 몸무게   ☐☐☐☐☐
- 💪 운동   ☐☐☐☐☐
- 🧴 물   ☐☐☐☐☐
- 🌙 수면   ☐☐☐☐☐
- ❤ 컨디션   ☐☐☐☐☐
- ✏ 기록   ☐☐☐☐☐

일차   ___월 ___일 ___요일

- ⏰ 공복시간   ☐☐☐☐☐
- 🍽 식사   ☐☐☐☐☐
- ⚖ 몸무게   ☐☐☐☐☐
- 💪 운동   ☐☐☐☐☐
- 🧴 물   ☐☐☐☐☐
- 🌙 수면   ☐☐☐☐☐
- ❤ 컨디션   ☐☐☐☐☐
- ✏ 기록   ☐☐☐☐☐

일차 　　　　월　　　일　　　요일

- ⏰ 공복시간　　　　　☐☐☐☐☐
- 🍽 식사　　　　　　　☐☐☐☐☐
- ⚖ 몸무게　　　　　　☐☐☐☐☐
- 💪 운동　　　　　　　☐☐☐☐☐
- 💧 물　　　　　　　　☐☐☐☐☐
- 🌙 수면　　　　　　　☐☐☐☐☐
- 💗 컨디션　　　　　　☐☐☐☐☐
- ✏ 기록　　　　　　　☐☐☐☐☐

일차 　　　　월　　　일　　　요일

- ⏰ 공복시간　　　　　☐☐☐☐☐
- 🍽 식사　　　　　　　☐☐☐☐☐
- ⚖ 몸무게　　　　　　☐☐☐☐☐
- 💪 운동　　　　　　　☐☐☐☐☐
- 💧 물　　　　　　　　☐☐☐☐☐
- 🌙 수면　　　　　　　☐☐☐☐☐
- 💗 컨디션　　　　　　☐☐☐☐☐
- ✏ 기록　　　　　　　☐☐☐☐☐

일차

_____월 _____일 _____요일

- 공복시간 ☐☐☐☐☐
- 식사 ☐☐☐☐☐
- 몸무게 ☐☐☐☐☐
- 운동 ☐☐☐☐☐
- 물 ☐☐☐☐☐
- 수면 ☐☐☐☐☐
- 컨디션 ☐☐☐☐☐
- 기록 ☐☐☐☐☐

일차

_____월 _____일 _____요일

- 공복시간 ☐☐☐☐☐
- 식사 ☐☐☐☐☐
- 몸무게 ☐☐☐☐☐
- 운동 ☐☐☐☐☐
- 물 ☐☐☐☐☐
- 수면 ☐☐☐☐☐
- 컨디션 ☐☐☐☐☐
- 기록 ☐☐☐☐☐

일 차   ____월 ____일 ____요일

- 공복시간   □□□□□
- 식사   □□□□□
- 몸무게   □□□□□
- 운동   □□□□□
- 물   □□□□□
- 수면   □□□□□
- 컨디션   □□□□□
- 기록   □□□□□

일 차   ____월 ____일 ____요일

- 공복시간   □□□□□
- 식사   □□□□□
- 몸무게   □□□□□
- 운동   □□□□□
- 물   □□□□□
- 수면   □□□□□
- 컨디션   □□□□□
- 기록   □□□□□

일차   ___월 ___일 ___요일

- 🕐 공복시간　　　☐☐☐☐☐
- 🍽 식사　　　　　☐☐☐☐☐
- ⚖ 몸무게　　　　☐☐☐☐☐
- 🏋 운동　　　　　☐☐☐☐☐
- 🍼 물　　　　　　☐☐☐☐☐
- 🌙 수면　　　　　☐☐☐☐☐
- 💗 컨디션　　　　☐☐☐☐☐
- ✏ 기록　　　　　☐☐☐☐☐

일차   ___월 ___일 ___요일

- 🕐 공복시간　　　☐☐☐☐☐
- 🍽 식사　　　　　☐☐☐☐☐
- ⚖ 몸무게　　　　☐☐☐☐☐
- 🏋 운동　　　　　☐☐☐☐☐
- 🍼 물　　　　　　☐☐☐☐☐
- 🌙 수면　　　　　☐☐☐☐☐
- 💗 컨디션　　　　☐☐☐☐☐
- ✏ 기록　　　　　☐☐☐☐☐

일차   ____월 ____일 ____요일

- 공복시간   ☐☐☐☐☐
- 식사   ☐☐☐☐☐
- 몸무게   ☐☐☐☐☐
- 운동   ☐☐☐☐☐
- 물   ☐☐☐☐☐
- 수면   ☐☐☐☐☐
- 컨디션   ☐☐☐☐☐
- 기록   ☐☐☐☐☐

일차   ____월 ____일 ____요일

- 공복시간   ☐☐☐☐☐
- 식사   ☐☐☐☐☐
- 몸무게   ☐☐☐☐☐
- 운동   ☐☐☐☐☐
- 물   ☐☐☐☐☐
- 수면   ☐☐☐☐☐
- 컨디션   ☐☐☐☐☐
- 기록   ☐☐☐☐☐

일차 ____월 ____일 ____요일

- 공복시간 ☐☐☐☐☐
- 식사 ☐☐☐☐☐
- 몸무게 ☐☐☐☐☐
- 운동 ☐☐☐☐☐
- 물 ☐☐☐☐☐
- 수면 ☐☐☐☐☐
- 컨디션 ☐☐☐☐☐
- 기록 ☐☐☐☐☐

일차 ____월 ____일 ____요일

- 공복시간 ☐☐☐☐☐
- 식사 ☐☐☐☐☐
- 몸무게 ☐☐☐☐☐
- 운동 ☐☐☐☐☐
- 물 ☐☐☐☐☐
- 수면 ☐☐☐☐☐
- 컨디션 ☐☐☐☐☐
- 기록 ☐☐☐☐☐

일차

_____월 _____일 _____요일

- 공복시간 ☐☐☐☐☐
- 식사   ☐☐☐☐☐
- 몸무게   ☐☐☐☐☐
- 운동   ☐☐☐☐☐
- 물   ☐☐☐☐☐
- 수면   ☐☐☐☐☐
- 컨디션   ☐☐☐☐☐
- 기록   ☐☐☐☐☐

일차

_____월 _____일 _____요일

- 공복시간 ☐☐☐☐☐
- 식사   ☐☐☐☐☐
- 몸무게   ☐☐☐☐☐
- 운동   ☐☐☐☐☐
- 물   ☐☐☐☐☐
- 수면   ☐☐☐☐☐
- 컨디션   ☐☐☐☐☐
- 기록   ☐☐☐☐☐

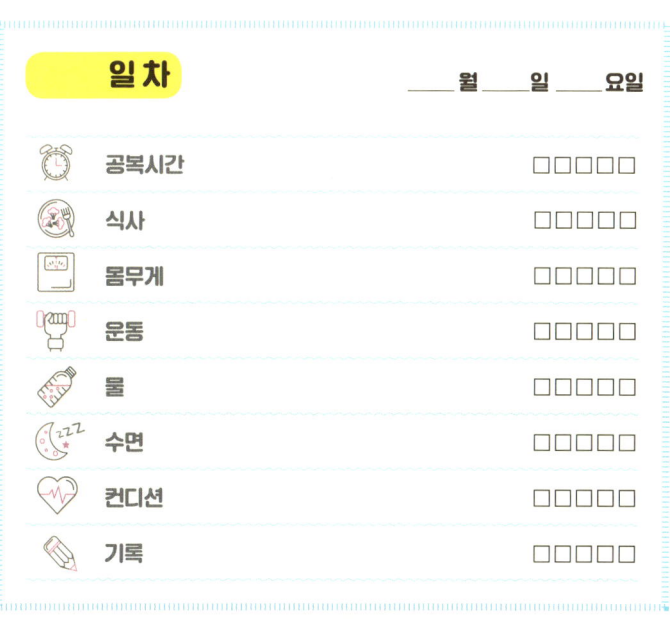

일차　　　___월___일___요일

- ⏰ 공복시간　　☐☐☐☐☐
- 🍽️ 식사　　☐☐☐☐☐
- 몸무게　　☐☐☐☐☐
- 🏋️ 운동　　☐☐☐☐☐
- 🧴 물　　☐☐☐☐☐
- 🌙 수면　　☐☐☐☐☐
- ❤️ 컨디션　　☐☐☐☐☐
- ✏️ 기록　　☐☐☐☐☐

일차　　　___월___일___요일

- ⏰ 공복시간　　☐☐☐☐☐
- 🍽️ 식사　　☐☐☐☐☐
- 몸무게　　☐☐☐☐☐
- 🏋️ 운동　　☐☐☐☐☐
- 🧴 물　　☐☐☐☐☐
- 🌙 수면　　☐☐☐☐☐
- ❤️ 컨디션　　☐☐☐☐☐
- ✏️ 기록　　☐☐☐☐☐

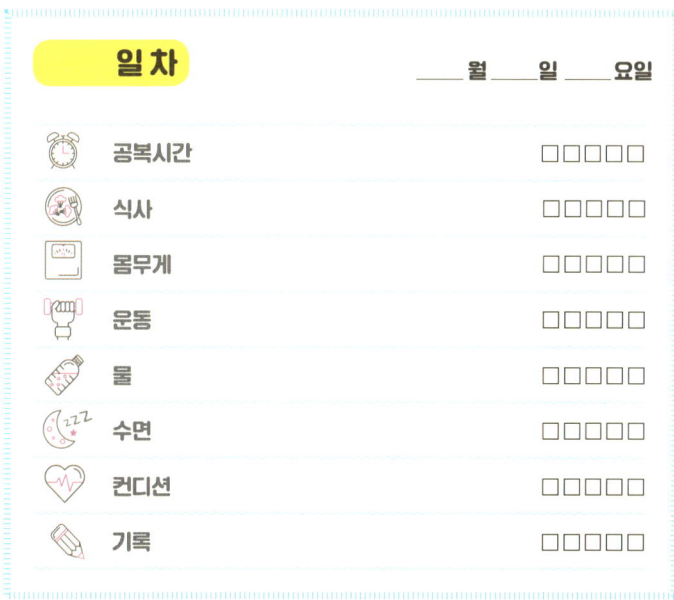

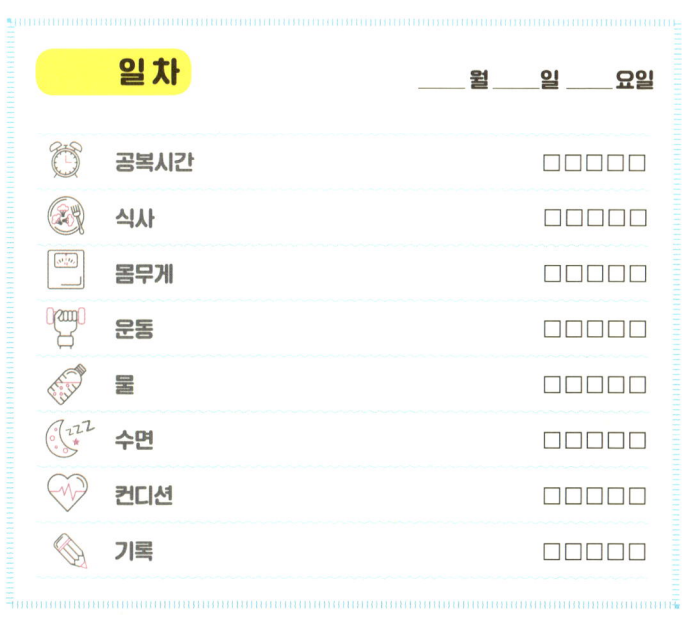

일차   ___월 ___일 ___요일

- 공복시간　☐☐☐☐☐
- 식사　☐☐☐☐☐
- 몸무게　☐☐☐☐☐
- 운동　☐☐☐☐☐
- 물　☐☐☐☐☐
- 수면　☐☐☐☐☐
- 컨디션　☐☐☐☐☐
- 기록　☐☐☐☐☐

일차   ___월 ___일 ___요일

- 공복시간　☐☐☐☐☐
- 식사　☐☐☐☐☐
- 몸무게　☐☐☐☐☐
- 운동　☐☐☐☐☐
- 물　☐☐☐☐☐
- 수면　☐☐☐☐☐
- 컨디션　☐☐☐☐☐
- 기록　☐☐☐☐☐

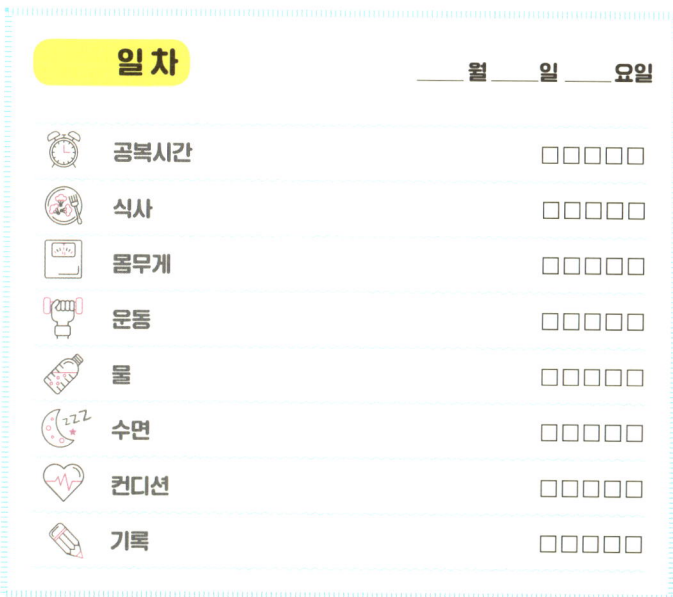

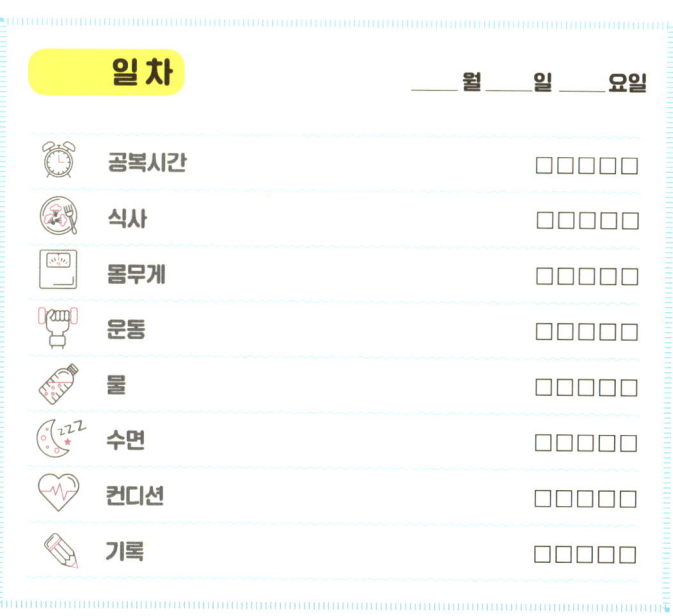

일차   ___월___일___요일

- ⏰ 공복시간   ☐☐☐☐☐
- 🍴 식사   ☐☐☐☐☐
- ⚖️ 몸무게   ☐☐☐☐☐
- 🏋️ 운동   ☐☐☐☐☐
- 🧴 물   ☐☐☐☐☐
- 🌙 수면   ☐☐☐☐☐
- 💗 컨디션   ☐☐☐☐☐
- ✏️ 기록   ☐☐☐☐☐

일차   ___월___일___요일

- ⏰ 공복시간   ☐☐☐☐☐
- 🍴 식사   ☐☐☐☐☐
- ⚖️ 몸무게   ☐☐☐☐☐
- 🏋️ 운동   ☐☐☐☐☐
- 🧴 물   ☐☐☐☐☐
- 🌙 수면   ☐☐☐☐☐
- 💗 컨디션   ☐☐☐☐☐
- ✏️ 기록   ☐☐☐☐☐

일차　　　　＿＿월＿＿일＿＿요일

- ⏰ 공복시간　　☐☐☐☐☐
- 🍽 식사　　　　☐☐☐☐☐
- ⚖ 몸무게　　　☐☐☐☐☐
- 💪 운동　　　　☐☐☐☐☐
- 🍼 물　　　　　☐☐☐☐☐
- 🌙 수면　　　　☐☐☐☐☐
- ❤ 컨디션　　　☐☐☐☐☐
- ✏ 기록　　　　☐☐☐☐☐

일차　　　　＿＿월＿＿일＿＿요일

- ⏰ 공복시간　　☐☐☐☐☐
- 🍽 식사　　　　☐☐☐☐☐
- ⚖ 몸무게　　　☐☐☐☐☐
- 💪 운동　　　　☐☐☐☐☐
- 🍼 물　　　　　☐☐☐☐☐
- 🌙 수면　　　　☐☐☐☐☐
- ❤ 컨디션　　　☐☐☐☐☐
- ✏ 기록　　　　☐☐☐☐☐

일차   ___월___일___요일

- ⏰ 공복시간   ☐☐☐☐☐
- 🍽 식사   ☐☐☐☐☐
- ⚖ 몸무게   ☐☐☐☐☐
- 🏋 운동   ☐☐☐☐☐
- 💧 물   ☐☐☐☐☐
- 🌙 수면   ☐☐☐☐☐
- 💓 컨디션   ☐☐☐☐☐
- ✏ 기록   ☐☐☐☐☐

일차   ___월___일___요일

- ⏰ 공복시간   ☐☐☐☐☐
- 🍽 식사   ☐☐☐☐☐
- ⚖ 몸무게   ☐☐☐☐☐
- 🏋 운동   ☐☐☐☐☐
- 💧 물   ☐☐☐☐☐
- 🌙 수면   ☐☐☐☐☐
- 💓 컨디션   ☐☐☐☐☐
- ✏ 기록   ☐☐☐☐☐

____ 일차　　　　　____월 ____일 ____요일

- ⏰ 공복시간　　　☐☐☐☐☐
- 🍽 식사　　　　　☐☐☐☐☐
- ⚖ 몸무게　　　　☐☐☐☐☐
- 🏋 운동　　　　　☐☐☐☐☐
- 💧 물　　　　　　☐☐☐☐☐
- 🌙 수면　　　　　☐☐☐☐☐
- 💓 컨디션　　　　☐☐☐☐☐
- ✏ 기록　　　　　☐☐☐☐☐

____ 일차　　　　　____월 ____일 ____요일

- ⏰ 공복시간　　　☐☐☐☐☐
- 🍽 식사　　　　　☐☐☐☐☐
- ⚖ 몸무게　　　　☐☐☐☐☐
- 🏋 운동　　　　　☐☐☐☐☐
- 💧 물　　　　　　☐☐☐☐☐
- 🌙 수면　　　　　☐☐☐☐☐
- 💓 컨디션　　　　☐☐☐☐☐
- ✏ 기록　　　　　☐☐☐☐☐

일차

___월 ___일 ___요일

- ⏰ 공복시간　　　☐☐☐☐☐
- 🍴 식사　　　　　☐☐☐☐☐
- ⚖️ 몸무게　　　　☐☐☐☐☐
- 💪 운동　　　　　☐☐☐☐☐
- 🍼 물　　　　　　☐☐☐☐☐
- 🌙 수면　　　　　☐☐☐☐☐
- 💓 컨디션　　　　☐☐☐☐☐
- ✏️ 기록　　　　　☐☐☐☐☐

일차

___월 ___일 ___요일

- ⏰ 공복시간　　　☐☐☐☐☐
- 🍴 식사　　　　　☐☐☐☐☐
- ⚖️ 몸무게　　　　☐☐☐☐☐
- 💪 운동　　　　　☐☐☐☐☐
- 🍼 물　　　　　　☐☐☐☐☐
- 🌙 수면　　　　　☐☐☐☐☐
- 💓 컨디션　　　　☐☐☐☐☐
- ✏️ 기록　　　　　☐☐☐☐☐

일차　　　　　＿＿월＿＿일＿＿요일

- ⏰ 공복시간　　☐☐☐☐☐
- 🍽 식사　　　　☐☐☐☐☐
- ⚖ 몸무게　　　☐☐☐☐☐
- 🏋 운동　　　　☐☐☐☐☐
- 🧴 물　　　　　☐☐☐☐☐
- 🌙 수면　　　　☐☐☐☐☐
- ❤ 컨디션　　　☐☐☐☐☐
- ✏ 기록　　　　☐☐☐☐☐

일차　　　　　＿＿월＿＿일＿＿요일

- ⏰ 공복시간　　☐☐☐☐☐
- 🍽 식사　　　　☐☐☐☐☐
- ⚖ 몸무게　　　☐☐☐☐☐
- 🏋 운동　　　　☐☐☐☐☐
- 🧴 물　　　　　☐☐☐☐☐
- 🌙 수면　　　　☐☐☐☐☐
- ❤ 컨디션　　　☐☐☐☐☐
- ✏ 기록　　　　☐☐☐☐☐

일차　　　　　＿＿월＿＿일＿＿요일

- ⏰ 공복시간　　☐☐☐☐☐
- 🍽 식사　　　　☐☐☐☐☐
- ⚖ 몸무게　　　☐☐☐☐☐
- 💪 운동　　　　☐☐☐☐☐
- 🧴 물　　　　　☐☐☐☐☐
- 🌙 수면　　　　☐☐☐☐☐
- 💗 컨디션　　　☐☐☐☐☐
- ✏ 기록　　　　☐☐☐☐☐

일차　　　　　＿＿월＿＿일＿＿요일

- ⏰ 공복시간　　☐☐☐☐☐
- 🍽 식사　　　　☐☐☐☐☐
- ⚖ 몸무게　　　☐☐☐☐☐
- 💪 운동　　　　☐☐☐☐☐
- 🧴 물　　　　　☐☐☐☐☐
- 🌙 수면　　　　☐☐☐☐☐
- 💗 컨디션　　　☐☐☐☐☐
- ✏ 기록　　　　☐☐☐☐☐

일 차   ____월____일____요일

- ⏰ 공복시간 ☐☐☐☐☐
- 🍽 식사 ☐☐☐☐☐
- 몸무게 ☐☐☐☐☐
- 🏋 운동 ☐☐☐☐☐
- 🧴 물 ☐☐☐☐☐
- 🌙 수면 ☐☐☐☐☐
- 💓 컨디션 ☐☐☐☐☐
- ✏️ 기록 ☐☐☐☐☐

일 차   ____월____일____요일

- ⏰ 공복시간 ☐☐☐☐☐
- 🍽 식사 ☐☐☐☐☐
- 몸무게 ☐☐☐☐☐
- 🏋 운동 ☐☐☐☐☐
- 🧴 물 ☐☐☐☐☐
- 🌙 수면 ☐☐☐☐☐
- 💓 컨디션 ☐☐☐☐☐
- ✏️ 기록 ☐☐☐☐☐

3인 3색 간헐적 단식 체험기
간헐적 단식?
내가 한 번 해보지!

제1판 1쇄 발행 | 2019년 9월 23일
제1판 9쇄 발행 | 2023년 5월 2일

지은이 | 아놀드 홍 · 에스더 킴 · 임세찬
펴낸이 | 김수언
펴낸곳 | 한국경제신문 한경BP
책임편집 | 마현숙
저작권 | 백상아
홍보 | 이여진 · 박도현 · 정은주
마케팅 | 김규형 · 정우연
디자인 | 지소영
본문디자인 | 디자인 현

주소 | 서울특별시 중구 청파로 463
기획출판팀 | 02-3604-590, 584
영업마케팅팀 | 02-3604-595, 562 FAX | 02-3604-599
H | http://bp.hankyung.com   E | bp@hankyung.com
F | www.facebook.com/hankyungbp
등록 | 제 2-315(1967. 5. 15)

ISBN 978-89-475-4517-4   13590

책값은 뒤표지에 있습니다.
잘못 만들어진 책은 구입처에서 바꿔드립니다.